ECOLE SUPÉRIEURE DE PHARMACIE DE PARIS

ÉTUDE

SUR

LES ANESTHÉSIQUES

THESE

PRÉSENTÉE ET SOUTENUE A L'ÉCOLE SUPÉRIEURE DE PHARMACIE DE PARIS

Le 29 décembre 1874

POUR OBTENIR LE TITRE DE PHARMACIEN DE PREMIÈRE CLASSE

PAR

Paul-Alphonse GRANDIN

INTERNE DES HÔPITAUX

né à Sainte-Mère-Eglise (Manche).

PARIS

TYPOGRAPHIE DE CH. MARÉCHAL

16, PASSAGE DES PETITES-ÉCURIES

(Rue d'Enghien, 20)

1871

ÉCOLE SUPÉRIEURE DE PHARMACIE DE PARIS

ÉTUDE
SUR
LES ANESTHÉSIQUES

THÈSE

PRÉSENTÉE ET SOUTENUE A L'ÉCOLE SUPÉRIEURE DE PHARMACIE DE PARIS

Le 29 décembre 1874

POUR OBTENIR LE TITRE DE PHARMACIEN DE PREMIÈRE CLASSE

PAR

Paul-Alphonse GRANDIN

INTERNE DES HÔPITAUX

né à Sainte-Mère-Eglise (Manche).

PARIS

TYPOGRAPHIE DE CH. MARÉCHAL

16, PASSAGE DES PETITES-ÉCURIES

(Rue d'Enghien, 20)

1874

ÉCOLE SUPÉRIEURE DE PHARMACIE DE PARIS

MEIS ET AMICIS.

PRÉPARATIONS

CHIMIQUES.	GALÉNIQUES.
I. Acide nitrique.	I. Sirop de capillaire.
II. Alun calciné.	II. Extrait de genièvre.
III. Sous-nitrate de bismuth.	III. Tablettes de cachou.
IV. Tartrate ferrico-potassique.	IV. Eau distillée de mélilot.
V. Ether acétique.	V. Pommade citrine.

ÉTUDE

SUR

LES ANESTHÉSIQUES

INTRODUCTION

L'idée de diminuer la douleur, soit par l'affaiblissement, soit par la suppression momentanée de la sensibilité, est presque aussi ancienne que la douleur elle-même; et l'on en trouve des applications nombreuses en remontant le cours des siècles. Mais on peut affirmer que jamais il ne s'est produit parmi les savants un mouvement, dans ce sens, comparable à celui qui s'est fait remarquer dans les dix dernières années qui viennent de s'écouler. Non-seulement la chirurgie, si souvent obligée de rechercher dans une douleur plus vive un soulagement à la souffrance, mais la médecine elle-même, ont trouvé dans l'application de cette idée un auxiliaire aussi puissant qu'inespéré. Malheureusement, si tous les agents, fort nombreux cependant, appliqués à l'anesthésie, ont à leur avoir les titres les plus incontestables à la reconnaissance de l'humanité, tous aussi ont à enregistrer des accidents toujours déplorables. Sans doute, les causes qui ont rendu funeste l'emploi des anesthésiques sont nombreuses, et ce n'est pas à nous qu'il appartient de les signaler, puisque de plus en plus cette importante question paraît se resserrer dans le domaine de la physiologie; cependant, parmi elles, il en est une qu'il nous appartient exclusivement d'examiner, puisqu'elle reste complètement du ressort de la chimie. Nous voulons parler de la pureté des agents anesthésiques. A peu près seuls aujourd'hui, l'éther, le chloroforme, le chloral et le bichlorure de méthylène sont restés en France appliqués pour les grandes opérations chirurgicales; aussi, insisterons-nous spécialement sur les moyens employés jusqu'à présent tant pour constater la pureté de ces produits, que pour les débarrasser des impuretés qui les souillent le plus ordinairement. Cependant, comme aujourd'hui de nombreux efforts sont tentés à l'étranger, en Amérique, en Italie, en Angleterre, en Allemagne pour arriver à trouver l'anesthésique, idéal encore, qui, sans dangers pour l'opéré, atteindrait la sensibilité, en respectant l'intelligence et le mouvement, nous essayerons, après avoir tracé à grands traits l'histoire de l'anesthésie, de donner un abrégé succinct de l'histoire chimique des divers produits qui, de nos jours encore sont employés avec plus ou moins de succès par les divers praticiens.

Notre travail se divisera en six chapitres. Le premier comprendra l'histoire de l'anesthésie. Le second traitera du protoxyde d'azote, de l'oxyde de carbone et de l'acide carbonique. Dans le troisième, nous étudierons les anesthésiques constitués par les composés binaires du carbone avec l'hydrogène, le chlore ou le soufre. Le quatrième comprendra les anesthésiques constitués par les composés ternaires du carbone et de l'hydrogène avec le chlore, le brôme et l'iode; le cinquième, les anesthésiques constitués par les composés ternaires du carbone et de l'hydrogène avec l'oxygène ou un radical; et enfin, dans le sixième chapitre, nous traiterons des composés quaternaires du carbone, de l'hydrogène et de l'oxygène avec le chlore, le brôme et l'iode.

Qu'il nous soit permis, avant de commencer ce travail, de remercier ici M. le professeur Baudrimont, à qui nous en devons l'idée, et dont la bienveillance nous a été un puissant encouragement.

Nous remercions également et M. le docteur Ducom, pharmacien en chef de l'hôpital Lariboisière où nous avons passé tout le temps de notre internat, et M. Duquesnel, pharmacien à Paris, sous la savante direction duquel nous avons terminé notre stage en pharmacie, et M. le docteur Amédée Vée, des excellentes relations et des bons conseils que nous avons rencontrés chez eux en toute occasion.

Nos souvenirs nous font également un devoir de témoigner ici toute notre reconnaissance à ceux de nos collègues dont l'amitié ne nous a jamais fait défaut et que nous tenons à ne pas oublier.

CHAPITRE Ier

Historique.

Bien que la méthode anesthésique actuellement en usage soit à peu près contemporaine, puisqu'elle ne date en réalité que de 1846, il ne faudrait pas croire que l'on n'ait pas cherché bien avant nous, soit à affaiblir, soit même à détruire momentanément la sensibilité, et souvent avec un succès relatif.

Aux premiers siècles de notre ère, pour les grandes opérations douloureuses, les Egyptiens avaient recours à la ligature des veines du cou.

Plus tard les Grecs, et à leur exemple les Romains, se sont servis avec avantage de la fameuse pierre de Memphis qui n'était autre, on le croit généralement du moins, qu'un carbonate calcaire, lequel, sous l'influence du vinaigre dont on l'arrosait, dégageait son acide carbonique, agent actif de la préparation.

A l'époque de Dioscoride et du temps de l'école de Bologne, on eut recours à diverses préparations somnifères qui se transmettaient du maître au disciple. La mandragore, dont l'étude, au point de vue physiologique, nous a du reste fourni les observations les plus bizarres, l'opium, le suc de morelle, la jusquiame, la ciguë formaient la base de ces préparations. Bodin rapporte qu'à l'aide du suc de ces plantes, on arrivait à produire un sommeil analogue à la mort, sommeil qui n'était autre qu'une espèce d'anesthésie.

A une époque moins éloignée de nous, Conrad raconte qu'une femme, narcotisée à l'aide de l'opium, à l'hôpital de l'Isle, à Berne, subit une désarticulation coxofémorale sans accuser la moindre douleur.

Enfin, dans un livre ancien sur la Magie naturelle, on trouve décrit le mode de conservation et d'administration d'une drogue sommifère volatile employée pour diminuer la sensibilité. En rapprochant ce fait du fameux liquide obtenu par Albert le Grand en distillant ensemble un mélange de vin, de chaux vive, de sel commun, de tartre et de figues vertes, on est presque tenté de croire que dès cette époque, l'alcool, l'éther, et peut-être même le chloroforme se trouvaient entre les mains d'un certain nombre d'initiés.

A côté de ces moyens qu'on pourrait appeler pharmaceutiques, on trouve employés des procédés résultant complètement des influences physiques ou biologiques, tels que : la réfrigération des tissus, les émotions vives, l'ivresse, le somnambulisme, etc., et, chose remarquable ! malgré les merveilleux résultats obtenus depuis cette époque, aucun de ces moyens, on peut le constater facilement, n'est tombé dans un oubli absolu. Récemment encore, M. le docteur Liégard, de Caen, employait la compression circulaire pour l'amputation d'un membre, et tout dernièrement, les alcaloïdes de l'opium, la morphine surtout étaient proposés et essayés avec succès comme adjuvant puissant dans les inhalations chloroformiques.

Cependant, à cause de l'infidélité de leur action, de leur insuffisance souvent pernicieuse, des dangers même qu'ils font courir, aucun de ces moyens ne parut pouvoir servir de base à une méthode générale quand tout à coup une grande découverte se fait dans la science. Cavendisch et Priestley annoncent que l'air n'est pas un fluide simple comme on l'a cru jusqu'alors, mais un mélange de divers gaz qu'on peut isoler les uns des autres et respirer séparément. Plusieurs gaz étant successivement isolés, une voie nouvelle est ouverte aux recherches des savants. Un certain nombre d'entre eux sont administrés par la voie des inhalations comme moyen de traitement dans différentes maladies, et bientôt la thérapeutique va s'enrichissant d'agents nouveaux par les soins de Beddoës qui fonde un laboratoire d'inhalation, et peut à juste titre être considéré comme le promoteur de la méthode anesthésique. Humphry Davy, tout jeune alors, est chargé par lui d'étudier l'action des gaz sur l'organisme. Un hasard heureux met d'abord entre ses mains le protoxyde d'azote dont les effets merveilleux allaient étonner le monde entier. Ayant respiré ce gaz, il éprouve une sensation de bien-être indéfinissable, puis se fait sentir un besoin d'agir irrésistible, et enfin, sans cause, il s'abandonne aux éclats de rire les plus bruyants. Emerveillé de sa découverte, Davy pense aussitôt qu'un pareil modificateur pourrait bien n'être pas sans influence sur la sensibilité, et, en effet, soumis à l'influence de cet agent, il supporte l'avulsion d'une dent sans douleur. C'est alors qu'il formule cette phrase tant de fois répétée : « On pourrait probablement l'employer avec avantage dans les opérations de chirurgie. »

Immédiatement les expériences de Davy traversent la Manche, pénètrent en Allemagne et passent en Suède, mais hélas! avec des résultats bien différents. Tandis qu'un grand nombre d'expérimentateurs ressentent les heureux effets du protoxyde, les autres, sous son influence, ou ne ressentent rien, ou n'éprouvent que de la douleur. Bientôt, à cause de ces résultats contradictoires, l'agent trompeur est abandonné, mais pour être repris plus tard, peut-être pour ne plus disparaître.

Dès lors, et à dater de cette première découverte, le principe de la méthode anesthésique est définitivement posé. Ce premier gaz, un instant laissé de côté, des essais nouveaux se font tous les jours, la mode est désormais aux inhalations. Un jour, quelqu'un, ayant respiré des vapeurs d'éther sulfurique, croit avoir retrouvé cet état de bien-être qu'avait autrefois procuré le gaz de Davy. La nouvelle s'en propage peu à peu; bientôt, dans les cours publics, principalement en Angleterre et en Amérique, on se fait un jeu de répéter cette expérience qui, pourtant, n'a encore aucun retentissement officiel en France. Cependant les faits s'accumulent; sans le vouloir Thoruton détermine tous les phénomènes de l'anesthésie chez un malade à qui il fait respirer des vapeurs de ce fluide. Pour la même cause, un gentleman Anglais subit une léthargie de trente heures.

Enfin, le 30 mars 1842, une première expérimentation publique a eu lieu à Athènes, et le docteur Long réussit à produire l'anesthésie complète avec les vapeurs d'éther.

Trois fois répétée par lui, en mars, juillet et septembre de l'année suivante, l'étherisation est suivie du plus entier succès. Mais, chose étonnante! il ne se fait presque aucun bruit autour de la nouvelle découverte qui reste tout à fait ignorée. A tel point que l'année suivante, en **1844**, un dentiste de Harford, Horace Wells, reprenant les expériences de Davy, essaie de nouveau sur lui-même et sur ses clients protoxyde d'azote à peu près abandonné.

Trop heureux à ses débuts, il part pour Boston afin de répéter s expériences devant les médecins de la Faculté, professeurs et élèv réunis, il enlève une dent à un malade préalablement endormi à l'ai du protoxyde. Mais la cause du gaz merveilleux paraît une seconde f perdue. Un immense cri de douleur échappé à l'opéré convertit en d sespoir la gloire que rêvait l'expérimentateur. Wells quitte bientôt l' mérique et passe en Europe; puis de nouveaux insuccès l'ayant su cessivement éconduit, il retourne dans sa patrie où, désespéré, s'ouvre les veines et s'anesthésie avec de l'éther; car pendant son a sence la nouvelle découverte a rencontré dans le chimiste Jakson promoteur actif et zélé.

C'est une circonstance toute fortuite qui paraît avoir conduit ce s vant à l'usage des inhalations éthérées. Un jour qu'il préparait chlore dans son laboratoire, ayant aspiré une certaine dose de ce g délétère, il ressentit les fâcheux accidents qui en sont la conséquen inévitable. Pour y remédier, il respira simultanément de l'ammoniaq et de l'éther dans le seul but de neutraliser l'action du chlore par formation du sel ammoniac. Mais, se trouvant immédiatement soulag il continua les inhalations d'éther et détermina ainsi chez lui tous l symptômes de l'anesthésie progressive. Cependant, pendant quatre a encore, aucun document authentique ne confirma cette expérience q ne fut suivie d'aucune autre jusqu'en 1846.

Désireux de voir se confirmer ses prévisions, Jackson fit part alo de ses observations au dentiste Morton. Avec quelques résultats he reux, celui-ci entreprit aussitôt une véritable campagne en faveur l'éthérisation. Sur le conseil de Jackson, il mit sa découverte sous patronage du professeur Waren et arriva ainsi à la célébrité.

Le 3 novembre 1846, M. Bigelow, professeur à l'hôpital des Massa suchetts, lut devant la Faculté de médecine de Boston un mémoire s l'éthérisation, dans lequel, rendant compte d'une amputation à cuisse, faite avec un plein succès, il déclarait que le malade n'avait nulle conscience de l'opération.

La première nouvelle de ces résultats merveilleux arriva à Londres le 17 décembre 1846 à un dentiste célèbre, M. Robinson, qui s'empressa d'appliquer le nouvel agent pour l'extraction des dents. Dès lors, de nombreux essais furent tentés pour les grandes opérations au-delà de la Manche, et simultanément, les chirurgiens les plus renommés, Laurence, Key, Guthrie, Bramsby, Cooper, Fergusson, Avery, pratiquèrent avec succès, l'opéré étant sous l'influence de l'éther, les opérations les plus graves, telles que : amputations de membres et ablations de tumeurs.

Ce fut dans les derniers jours de décembre 1846 que les journaux anglais nous transmirent le récit de ces remarquables expériences, et bientôt il ne fut plus permis de douter des résultats d'une si merveilleuse découverte.

Malgaigne est le premier chirurgien français qui vérifia et proclama hautement par une communication célèbre, transmise à l'Académie de médecine, septembre 1847, le succès de l'éthérisation.

Six jours plus tard, Velpeau faisait, d'une expérience personnelle sur le même sujet, l'objet d'une communication à l'Institut.

A partir de ce moment et sans réaction sérieuse, l'éthérisation fit la conquête du monde entier, conquête qui, sans rester absolument intacte, devait aboutir à des résultats dont le souvenir ne sera jamais effacé.

Cependant, le premier moment d'admiration passé, l'observation intervint à son tour. L'état éthérique fut étudié, à l'envi les physiologistes répétèrent de tous côtés les expériences les plus curieuses. Plusieurs corps furent successivement étudiés, quand l'un d'entre eux, le chloroforme, appelé à jouer plus tard un si grand rôle dans l'histoire de l'anesthésie, attira l'attention du célèbre Flourens qui, le premier, signala la puissance de ses effets sur l'organisme des animaux. Pendant qu'il se livrait à ses expériences, les Anglais, Jacob Bell d'abord, Valdie ensuite, avaient essayé sur l'homme un agent nouveau, l'éther chlorhydrique.

Simpson, fort au courant des anesthésiques, ayant entendu parler peut-être des expériences de Flourens, et connaissant déjà celles de ses compatriotes sur l'éther chlorhydrique, essaya le premier le chloroforme sur l'homme. Le succès dépassa ses espérances, et plus de cinquante essais suivis d'un résultat heureux déterminèrent la lecture de son fameux mémoire à la Société médicale d'Édimbourg, le 10 novembre 1847. Le nouveau venu, déclaré bien supérieur à l'éther qu'il détrôna, momentanément du moins, fit à son tour le tour de l'Europe et du monde. Mais par là même que les premiers scrupules étaient tombés, les expériences se firent avec moins de précaution et de réserve, et plusieurs morts subites, survenues pendant l'administration du chloroforme, ralentirent sa marche triomphale. Les accidents s'étant reproduits, l'Académie s'en émut, les sociétés savantes mirent la question du chloroforme à leur ordre du jour ; mais, les faits constatés, l'explication des causes qui les avaient produits resta au moins fort obscure.

Aussi un troisième agent anesthésique, l'amylène, annoncé par l'expérimentateur Snow comme exempt de tous les inconvénients de ses devanciers, est-il accueilli avec la plus grande faveur. Son action essayée sur les animaux fut tentée sur l'homme. Anesthésiant rapidement, avec facilité, sans amener cette période d'excitation si fatigante avec le chloroforme, il fut à son tour déclaré supérieur à ses devanciers. Essayé en France par Giraldès, Velpeau, Jobert de Lamballe, Tourdes et Hepp, il n'amena dans leurs mains aucun résultat fâcheux. Mais deux cas de mort, survenus entre les mains de Snow lui-même, vinrent bientôt montrer qu'il n'était pas absolument exempt des reproches faits à l'éther et au chloroforme.

Cependant, loin de se décourager, Snow poursuit ses expériences, et, de concert avec Nunnely, il met à l'étude le tétrachlorure de carbone, dont la vapeur n'a rien de désagréable à respirer, et qui, par son action, peut être comparé au cloroforme, bien que son énergie soit beaucoup moins considérable. Reprise un peu plus tard par Protheroë Smith, l'étude de ce corps, adopté avec enthousiasme à l'étranger, n'a laissé aucune trace sérieuse de son apparition dans l'anesthésie chirurgicale en France.

A l'insu l'un de l'autre, Nunnely et Simpson étudiaient simultanément à la même époque l'action du bichlorure d'amylène dont l'odeur rappelle aussi celle du cloroforme. Bien que comparable à celle de ce dernier corps, son action demanderait à être soumise à de nouvelles expériences pour pouvoir être appréciée.

Toujours en 1848, Harold Tanlow propose le sulfure de carbone comme anesthésique général ; mais, dès le début, son odeur détestable rend son usage extrêmement difficile. Cependant, aujourd'hui qu'on peut l'obtenir absolument privé de son odeur infecte, peut-être est-il permis d'espérer que les expériences de Tanlow pourront être reprises avec un certain succès !

Le bromure et le chlorure d'éthyle, successivement proposés par Nunnely et Stephen, ont, eux aussi, l'inconvénient grave d'être extrêmement difficiles à manier, tandis que l'état d'insensibilité qu'ils procurent est d'une durée trop courte pour qu'ils puissent trouver leur emploi dans la pratique des grandes opérations.

Un résultat beaucoup plus heureux était réservé aux laborieuses recherches de Richardson Concentrant principalement ses travaux sur le bichlorure de méthylène, corps très voisin du chloroforme par sa constitution, il a constaté que ce composé possédait, au moins à un certain degré, le pouvoir d'atteindre la sensibilité avant de toucher à l'intelligence et au mouvement. Ayant fait de nombreux essais sur les animaux, il se soumit lui-même aux inhalations du bichlorure de méthylène le 28 septembre 1867, les trouva agréables et fort peu irritantes, s'endormit paisiblement, et perdit toute sensibilité sans mal de tête ni oppression, puis se réveilla soudain, croyant avoir fermé les yenx pour les rouvrir, quand il s'aperçut qu'ayant opéré dans un laboratoire il se trouvait, sans en avoir rien senti, réveillé au milieu d'une cour adjacente. Ses essais répétés par Spencer Wells pour la pratique des grandes opérations, principalement l'ovariotomie, ont montré que sa découverte méritait de prendre rang parmi les anesthésiques les plus renommés. MM. Tourdes et Hepp de Strasbourg ont apporté leur tribut d'éloges au nouvel agent essayé par eux ; et aujourd'hui, la clinique chirurgicale de Padoue a, à peu près exclusivement, banni le chloroforme et l'éther pour adopter l'usage de ce nouveau composé.

De nouveaux travaux ont encore été récemment publiés par M. Richardson sur l'éther méthylique qui paraît être le plus rapide des anesthésiques, mais qui, à cause de la difficulté de sa manipulation, reste encore d'un emploi extrêmement difficile.

Enfin, vers le milieu de l'année 1869, M. Oscar Liebreich proposait un nouvel agent anesthésique entièrement différent des précédents, tant par ses effets que par son mode d'administration, le chloral. Tandis que les divers anesthésiques que nous venons d'énumérer étaient employés par la méthode des inhalations, le chloral est absorbé directement par l'estomac, et n'agit, probablement du moins, que par son dédoublement dans l'organisme. Cependant, son mode d'action et la valeur de ses propriétés anesthésiques elles-mêmes ont été l'objet des plus curieuses controverses. Aujourd'hui encore la question reste pendante à l'Académie dont l'attention s'est de nouveau dirigée vers ce produit depuis les récentes publications de l'éminent professeur de l'École de Bordeaux, M. Oré, qui a substitué au mode d'administration jusqu'alors employé pour produire ses effets anesthésiques, l'injection intraveineuse, moyen par lequel il arrive à des résultats aussi intéressants qu'inattendus.

Enfin, c'est encore à M. Liebreich que nous devons la découverte du croton chloral publiée par lui en 1871. Étudié très incomplètement encore, ce corps, par lequel nous terminerons cette revue déjà trop longue, paraît posséder une action spéciale sur les nerfs de la face qu'il insensibilise en respectant les autres parties du corps.

CHAPITRE II

Du protoxyde d'azote. — De l'oxyde de carbone et de l'acide carbonique.

I. PROTOXYDE D'AZOTE

Découvert en 1772 par Priestley qui le désigne sous le nom d'air ni-
·eux déphlogistiqué, le protoxyde d'azote compte dans la chimie, à
artir de cette époque, comme premier terme de la série des composés
xygénés d'un élément simple, l'azote, que Rutherford et Schèele ont
écouvert presque à la même époque sous le nom de mofette atmos-
hérique.

Presque aussitôt connu, avant même que ses propriétés physi-
ıes et chimiques soient étudiées, quand encore on ne l'obtient pur
ı'avec les plus grandes difficultés, il devient entre les mains de Davy
objet des applications les plus merveilleuses qu'on eût jamais ten-
es ; applications qui devant tomber fatalement sous l'influence de leur
ce originel, reparaissent une seconde fois, comme nous l'avons vu,
ur s'évanouir encore, puis reconquérir enfin leur premier prestige.

Point de départ de la méthode anesthésique actuelle et par son mode
emploi et par ses effets, ce gaz mérite de fixer notre attention. Aussi,
ons-nous, par un exposé concis de sa préparation et de sa purification,
rès avoir retracé les points les plus saillants de ses propriétés phy-
ques et chimiques, essayer en examinant ses propriétés physiolo-
ques de donner un aperçu des effets si bizarres et si peu expliqués
jourd'hui encore, qu'il produit sur l'organisme.

Sans nous arrêter aux divers procédés théoriques de préparation de
gaz, soit par l'action du zinc, soit par l'action de la limaille de fer
r l'acide azotique étendu, nous allons indiquer le mode de prépara-
n du protoxyde d'azote employé par ceux qui, de nos jours, ont con-
rvé son emploi comme anesthésique.

Ce procédé, tel que nous l'avons observé chez M. Préterre (que no devons remercier ici de l'empressement qu'il a mis à nous faire visit son laboratoire et à nous communiquer ses propres expériences sur purification de ce gaz), ce procédé, disons-nous, consiste à décompos l'azotate d'ammoniaque parfaitement pur par la chaleur. On introdu ce sel dans une petite cornue que l'on chauffe modérément à l'ai d'une lampe à gaz. L'azotate se décompose, ainsi que l'indique l'équ tion suivante, en eau et protoxyde d'azote :

$$AzH^3, HO + AzO^5 = 2AzO + 4HO$$

Cependant plusieurs précautions sont à prendre pour obtenir ce pr duit aussi pur que le réclament ses usages. Le meilleur serait évide ment de préparer soi-même l'azotate d'ammoniaque; ce qui se fa aisément, en faisant agir l'acide azotique sur le carbonate d'AzH Généralement, au lieu de se donner cette peine, on le prend tout pr paré en recommandant aux fournisseurs de le livrer parfaitement pu Dans ce cas, il est indispensable de s'assurer qu'il ne contient ni su fate ni chlorhydrate d'ammoniaque, ce que l'on constate aisément l'aide du chlorure de baryum et du nitrate d'argent. Le chlore princ palement, gaz délétère comme chacun le sait, pourrait être extrêm ment dangereux dans les inhalations. Ce choix fait, il est nécessai d'appliquer une température suffisante et modérée ne dépassant p 250°. Insuffisante, elle laisserait indécomposée une partie du sel, préj dice pour l'opérateur. Excessive, elle permettrait à la fois le dégag ment de l'ammoniaque et du bioxyde d'azote résultant de la déco position incomplète de l'acide azotique, inconvénient pour l'opér de plus, si la température dépassait 250°, la décomposition devena irrégulière, les appareils pourraient se briser et occasionner les pl graves accidents.

Cependant, comme dans les grandes opérations il est extrêmeme difficile, pour ne pas dire impossible, d'obtenir sans purification pré lable, un produit absolument exempt d'impuretés, on oblige général le gaz à traverser diverses liqueurs susceptibles de les fixer.

En traversant une dissolution de sel ferreux, le bioxyde d'azote e traîné se fixe sur ce sel et colore la dissolution en brun foncé, en fixa pour un équivalent de sel ferreux un demi équivalent de bioxyde. La potasse dissoute, ou l'hydrate de chaux délayé, fixe les vapeurs nitreuses, et le gaz, traversant alors une couche d'eau distillée, arrive à se débarrasser de toute impureté. Il se charge bien, il est vrai, de vapeur d'eau, mais cette condition ne paraît nullement nuisible au phénomène anesthésique.

Ainsi purifié, le gaz arrive dans un gazomètre à cloche en fer blanc, d'une capacité d'environ 400 litres. Ce gazomètre est rempli d'eau qui sert indéfiniment. L'eau étant vite saturée par le gaz, on évite ainsi la perte énorme qui résulterait de l'emploi de l'appareil de Misterlich dans lequel l'eau doit être remplacée à chaque opération. A ce gazomètre on a soin d'en adapter deux autres dans lesquels on laisse le gaz séjourner longtemps avant d'en faire usage. M. Preterre a remarqué qu'il laisse ainsi déposer toutes les impuretés qu'il a pu entraîner. A l'aide de tubes en caoutchouc on le fait aisément arriver à portée de l'opérateur.

Le protoxyde d'azote pur est un gaz incolore, inodore et insipide.

L'eau, dans les conditions normales de température et de pression, en dissout son propre volume; l'alcool absolu 4 vol. 178, l'éther sulfurique, à — 12°, en dissout 8 fois son volume (Limousin).

Bien que formé de deux gaz permanents, il ne l'est point lui-même. A 100°, il se solidifie; à 0°, sous une pression de trente atmosphères, il est liquéfié. C'est à Faraday, l'illustre physicien qui découvrit que certains gaz mis dans des conditions convenables peuvent êtres liquéfiés et mêmes solidifiés, qu'on doit la liquéfaction du produit, pratique tellement en usage en Angleterre qu'on y compte aujourd'hui plusieurs usines livrant ce gaz liquide. C'est pour l'application des idées de Faraday sur la liquéfaction du protoxyde d'azote qu'a été construit l'appareil de Watterer, modifié tout récemment par M. Deleuil et Bianchi. Liquéfié, il conserve toutes les propriétés du protoxyde gazeux. Sous la pression de une atmosphère, il bout à une température de — 87° et produit en se volatilisant un froid tellement considérable que, si l'on opère dans le vide, la partie non volatilisée se solidifie. Un thermomètre, plongé dans un vase renfermant du protoxyde d'azote liquide, s'abaisse rapidement à 90° au dessous de 0°.

Si on projette du mercure dans du protoxyde d'azote liquide, il s'y solidifie aussitôt; mais si, après avoir introduit le mercure on y jette un charbon allumé, celui-ci s'enflamme et brûle avec le plus vif éclat; en sorte que, dans le même vase, on peut constater à la fois, à côté d'une température extrêmement élevée, le froid le plus considérable que l'on connaisse. Un fil métallique fait entendre dans le protoxyde d'azote liquide un bruit analogue au sifflement du fer rouge au contact de l'eau.

Gazeux, il possède, comme l'oxygène, la propriété d'entretenir la combustion et de rallumer les corps présentant quelques points en ignition. Cependant, il suffira, pour distinguer ces deux gaz, de se souvenir qu'une bulle de bioxyde d'azote donne avec l'oxygène des vapeurs rutilantes, tandis qu'avec le protoxyde il n'y a pas d'action; de plus, avec le sulfure de baryum, le protoxyde décomposé met en liberté un volume d'azote égal au sien sous l'influence de la chaleur, tandis qu'avec l'oxygène il n'y a aucun résidu gazeux.

Le charbon allumé continue à brûler dans le protoxyde d'azote, et, chose curieuse, dégage plus de chaleur que par sa combustion dans l'oxygène. MM. Fabre et Silberman, dont l'attention s'est fixée sur ce point, en ont conclu que l'azote et l'oxygène, en se séparant, produisent un dégagement de chaleur. Ce fait a du reste été vérifié, et M. Wurtz ajoute que, de plus, par suite de la décomposion du protoxyde, les corps en combustion se trouvent enveloppés d'un mélange gazeux où l'oxygène se trouve en proportion plus forte que dans l'air.

Nous venons de voir qu'il est décomposable par la chaleur à une température suffisante, il l'est également par l'électricité.

Sa compositon est facilement déterminée dans l'eudiomètre par l'action des étincelles. On peut encore aisément la déterminer en chauffant, dans une cloche courbe, un volume connu de ce gaz avec un corps avide d'oxygène, tel que le sulfure de baryum ou de potassium. Enfin, en retranchant de la densité du protoxyde d'azote celle de l'azote, on trouve pour reste la 1/2 densité de l'oxygène; d'où l'on conclut que un volume de protoxyde d'azote contient un volume d'azote et un demi volume d'oxygène.

Etant indiquée l'histoire chimique du protoxyde d'azote, voyons maintenant quelle est son action sur l'organisme? Son peu d'analogie de composition avec les anesthésiques, proprement dits, que nous allons examiner tout à l'heure, nous autorise suffisamment, nous le croyons du moins, à examiner séparément ses effets.

Dans la première expérience tentée sur ce gaz, celle de Davy, ce qui frappa le plus, ce fut le bien-être général qui fut ressenti par l expérimentateur. Quarante ans plus tard, quand son étude fut reprise de nouveau, Wells remarqua surtout l'insensibilité qui était la conséquence de ses inhalations. Enfin, de nos jours, c'est uniquement à ce point de vue qu'on a repris son application dans l'anesthésie.

Mais, comment interpréter son action? L'asphyxie est-elle la cause ou la conséquence de ses effets? Sans essayer de trancher une question aussi délicate, ce qui nous exposerait à empiéter sur un domaine absolument étranger à notre sujet, nous nous bornerons à indiquer quelques-unes des remarquables expériences qui ont été instituées pour résoudre ce problème encore incomplètement résolu aujourd'hui.

Et d'abord, notons qu'à la suite des rapports du Dr Waite et de M. Carnochan, chirurgien en chef à l'hôpital des Émigrants, le Dr Ewans a accordé récemment à un hôpital anglais une fondation pour installer tout le matériel nécessaire à l'emploi du protoxyde d'azote comme anesthésique.

Pour Richardson et pour M. Labbé, il supprime l'entrée de l'air dans les poumons et, comme il est lui-même irrespirable, il arrête l'hématose, empêche le sang de se dépouiller de son acide carbonique et ne détermine l'insensibilité qu'en livrant l'organisme aux conséquences habituelles de l'anoxèmie.

Cette théorie est appuyée par M. Coleman qui démontre que le protoxyde d'azote traverse l'organisme sans se décomposer. La pâleur du patient, l'altération de ses traits, la cyanose, sont également des symptômes qui paraissent indiquer que le patient suffoque. Cependant, comme le fait remarquer M. Jeannel, on ne constate avec le protoxyde d'azote, ni l'anxiété, ni la céphalalgie, ni l'abattement signalés dans l'asphyxie par l'acide carbonique. Pour MM. Jollyet et Blanche, qui dans ces derniers jours vient encore de publier des expériences plus récentes ce serait uniquement en privant le sang de son oxygène que le protoxyde d'azote, après avoir déterminé l'insensibilité, produirait l'asphyxie. Car ils ont observé que c'est lorsque le sang artériel ne contient plus que 2 à 3 °/₀ d'oxygène, alors que le protoxyde d'azote s'y trouve dans la proportion de 30 à 40 °/₀, que se manifeste l'insensibilité.

M. Limousin, dont l'extrême obligeance nous a été d'un puissan secours, tant pour nous guider dans ce travail, que pour nous indique les sources où nous pouvions puiser les documents nécessaires à ce recherches, insistant au contraire sur le peu de stabilité du protoxyd d'azote en face de certains agents chimiques et sous l'influence de conditions physiologiques, admet une certaine analogie entre le pro toxyde d'azote et l'air atmosphérique quant à leurs effets. Plusieur expériences exécutées par lui avec le plus grand soin paraissent justi fier ses idées. Ayant agité du sang défibriné et saturé d'acide carbo nique avec du protoxyde d'azote, de l'air et de l'oxygène pur, il cons tata que le sang noirci reprenait sa couleur rutilante sous l'action d ces trois gaz, et que dans le cas du protoxyde, l'action paraissait inter médiaire entre celle de l'air et de l'oxygène pur. De plus, et il insist sur cette preuve, ayant mis sous trois cloches trois pots remplis d terre avec quelques graines de lin, il maintint dans la première un atmosphère d'acide carbonique, dans la seconde une atmosphère d protoxyde d'azote, et dans la troisième de l'air ordinaire. Dès le secon jour, la germination se manifesta dans l'air, vers le quatrième dans l protoxyde, et jamais dans l'acide carbonique. Cette expérience, il es vrai, est contredite par MM. Jolliet et Blanche. Cependant M. Limousi ajoute que dans les deux cloches où se manifesta la germination, le jeunes plantes apparurent avec la même couleur verte; donc, bien qu le développement dans l'air se soit fait avec plus de rapidité que dan le protoxyde d'azote, il y avait eu forcément fixation de l'oxygène d protoxyde par le végétal. Tout récemment, M. Paul Bert a plongé de rameaux floraux de mahonia dans une atmosphère de protoxyde d'azote mais, pour lui, l'apparence flétrie et souffreteuse des rameaux après c contact peraîtrait confirmer les idées déjà émises sur l'action asphyxiante du gaz. Lui non plus n'admettrait pas la décomposition du gaz protoxyde.

Quoi qu'il en soit, M. Limousin, conservant toujours ses idées sur les actions anesthésiques, excitantes et oxydantes, du protoxyde d'azote, a conseillé l'usage d'une dissolution de ce gaz.

D'autre part, dans un rapport à l'Académie des sciences, M. Ewans a constaté que les propriétés anesthésiques du protoxyde d'azote sont exaltées quand, au lieu de le respirer gazeux, on aspire la vapeur émanant de ce produit liquéfié; et que, dans ce cas, son action est à la fois plus rapide et plus sûre. En outre, sous cette forme, ce produit est d'une pureté beaucoup plus grande et, son volume devenant beaucoup moins considérable, son application devient aussi beaucoup plus facile.

II. OXYDE DE CARBONE.

Oxyde de carbone. CO. — Découvert en 1781 par Lassonne, ce gaz ne fut étudié que vers 1800 par Priestley. Sa véritable nature fut établie par Woodhouse et plus tard par Clément et Desormes.

Longtemps il resta absolument sans application dans la thérapeutique, et de nos jours il est, à ce point de vue, presque complètement entré dans l'oubli, sauf pour quelques cas fort rares d'anesthésie locale, où il est encore conseillé par quelques praticiens, principalement dans les carcinomes utérins, où son emploi a été indiqué par Coze. Tourdes et Ozanam constatèrent ses propriétés anesthésiques, et en 1847, il fut employé en inhalation sur le conseil de Sokoloff et de Tschikarewsk. Ce serait une imprudence grave de songer à son emploi dans ces conditions, ainsi que l'ont montré les savantes recherches de M. Claude Bernard dans son cours au Collége de France, année scolaire 1868-1869. Cependant, son application comme anesthésique local nous fait un devoir d'en dire quelques mots.

Il se forme dans un grand nombre de circonstances et journellement dans la flamme des foyers quand l'air ne s'y trouve pas en excès.

C'est à lui qu'est due la coloration bleue que l'on observe souvent à l partie supérieure d'un fourneau recouvert de son dôme. Chaque fo que, dans la métallurgie, on chauffe avec du charbon un oxyde diffici à réduire, il se produit encore de l'oxyde de carbone; c'est même une préparation de ce genre, la réduction de l'oxyde de zinc, que l'o doit les travaux de Priestley sur ce corps.

On le prépare aisément en faisant passer un courant d'acide carbo nique sur des charbons chauffés au rouge dans un tube de porcelain ou bien, comme cela se fait dans les laboratoires, en chauffant faible ment dans un ballon des cristaux d'acide oxalique avec 5 à 6 fois leu poids d'acide sulfurique concentré, et en forçant le gaz à traverser un solution étendue de potasse qui retient l'acide carbonique qui le souil généralement.

Le mieux, pour l'obtenir pur, est de chauffer doucement du ferro cyanure de potassium avec 8 ou 10 fois son poids d'acide sulfuriq concentré; on obtient ainsi 8 mètres cubes d'oxyde de carbone enviro avec 15 grammes de ferrocyanure, et ce produit, dans ce cas, r trouble nullement l'eau de chaux qu'il est toujours bon de lui fai traverser.

C'est un gaz incolore, inodore, insipide, d'une densité égale à 0.96 complètement neutre et à peine soluble dans l'eau. Il est combustib et brûle avec une flamme bleue caractéristique. On doit remarqu qu'en présence de l'oxygène il se transforme en acide carbonique sou l'influence de la chaleur ou de l'électricité. Une autre de ses propriét également à signaler, c'est qu'il réduit un grand nombre d'oxyde. Enfin, en présence du chlore, sous l'action de la radiation solaire, se combine avec un équivalent de ce corps pour former le gaz chlorox carbonique, que nous aurons à signaler comme impureté du chloro forme.

Sans nous appesantir davantage sur l'histoire chimique de ce com posé, nous dirons tout de suite que ses propriétés délétères et toxiqu ont été démontrées d'une façon irréfutable dans ces dernières anné par M. le professeur Claude Bernard. L'oxyde de carbone et ses effe sur l'organisme vivant ayant fait l'objet de ses leçons pendant tout u semestre au Collége de France, il a démontré que ce gaz toxique à fortes doses agissait directement sur les globules du sang ; que si l'atmosphère dans laquelle se trouve plongé l'animal soumis à l'expérience ne renfermait que de faibles doses d'oxyde de carbone, le sang n'absorbant ce gaz que par de très petites quantités s'appauvrirait en oxygène, mais ne serait pas complètement intoxiqué et pourrait revenir à la vie. (Seulement, dans ce cas, la perte de la sensibilité est à peu près impossible.) Si, au contraire, le sang a été saturé d'oxyde de carbone, et c'est ce qui arrive forcément par la méthode des inhalations, ce gaz forme avec l'hemoglobine une combinaison qui, en raison de sa stabilité et de l'extinction de la vitalité du globule, ne se décomposant plus, ne peut pas être éliminée et entraîne forcément la mort. Or, de tous les gaz absorbés par l'hémoglobine, l'oxyde de carbone est, comme l'a démontré le savant professeur, celui qui l'est avec la plus grande énergie. Le sang intoxiqué devenant impropre à l'entretien de la vie, il en résulte d'abord une pesanteur de tête et une sorte de défaillance due à ce que la quantité de sang actif ayant diminué, le système nerveux, et par suite le cerveau, ne se trouve plus suffisamment excité. Dès lors, les propriétés du système nerveux commencent à disparaître, et parmi elles la conscience et la sensibilité sensorielle, puis les phénomènes de sensibilité tactile et enfin la sensibilité générale. Les mouvements réflexes cessent peu à peu, les nerfs moteurs perdent leur excitabilité, et enfin les muscles eux-mêmes meurent. Ces troubles divers sont généralement accompagnés par des vomissements, la suppression complète des secrétions, et un arrêt absolu dans la digestion.

Nous pensons donc que l'emploi de l'oxyde de carbone mérite d'être absolument proscrit comme anesthésique général, et qu'il vaudra beaucoup mieux, pour produire l'anesthésie locale, recourir au composé suivant :

III. ACIDE CARBONIQUE.

Acide carbonique. CO^2. — Comme anesthésique général, l'acide carbonique peut être rangé à côté de l'oxyde de carbone. Bien qu'il ne soit pas, comme le précédent, délétère par lui-même, puisque injecté dans les veines il se dissout rapidement sans produire d'accident; il devient cependant nuisible s'il existe en certaine quantité dans l'air inspiré. En effet, si sa proportion s'élève à 10 0/0, la respiration y devient impossible. Et cela s'explique. Dans la respiration normale, pour qu'il y ait échange possible entre l'oxygène de l'air et l'acide carbonique contenu dans le sang, échange indispensable à l'entretien de la vie, il est nécessaire que ces gaz soient très inégalement répandus dans les deux atmosphères en présence, c'est-à-dire dans le sang et dans l'air atmosphérique. S'il en est autrement, tout échange devient impossible. L'acide carbonique arrête alors les phénomènes essentiels de la respiration, c'est-à-dire l'entrée de l'oxygène dans le sang et la sortie de l'acide carbonique du sang. Ce n'est pas en réalité par défaut d'oxygène que meurt le sujet, car la mort arrive instantanée dans un mélange de 50 0/0 d'oxygène et d'acide carbonique. Mais c'est uniquement parce que la proportion d'acide carbonique empêche l'absorption de cet oxygène. Aussi doit-il être, comme le précédent, absolument rejeté comme anesthésique général, et réservé seulement pour les cas d'anesthésie locale.

Nous avons eu personnellement, dans le courant de notre pratique dans les hôpitaux, l'occasion de l'employer plusieurs fois pour cet objet. Et après chaque expérience la malade, atteinte d'un carcinome de l'utérus qui la faisait horriblement souffrir, demandant elle-même avec les plus vives instances la répétition des opérations, avouait se trouver soulagée après quelques minutes de traitement. Ces applications d'acide carbonique ont été faites par nous dans le courant de l'année 1871, salle Sainte-Geneviève, lit n° 4, dans le service de M. le docteur Siridey, à qui nous sommes heureux de témoigner ici toute notre reconnaissance pour la bienveillance qu'il n'a cessé de nous témoigner pendant un séjour de près de trois ans que nous avons passés dans son service.

Sans nous arrêter aux divers modes de préparation et de purification de ce gaz, purification qui doit toujours être exécutée avec le plus grand soin dans tous les cas où son application est prescrite, nous gnalerons après avoir indiqué le meilleur moyen de l'obtenir pur et ; l'employer facilement, les propriétés qui sont caractéristiques de ce omposé.

On obtient du premier coup de l'acide carbonique parfaitement pur employant 30 grammes d'acide tartrique en cristaux gros comme s noisettes, 38 grammes de bicarbonate de soude en poudre, et un iart de litre d'eau.

Pour appliquer ce gaz à l'anesthésie locale, M. Fordos a conseillé emploi de l'appareil suivant, construit de telle manière que l'on peut 'ec lui non-seulement employer de l'acide carbonique pur, mais arger ce gaz de vapeurs anesthésiques.

Cet appareil se compose de deux parties : le gazo-injecteur et un be en étain.

Le gazo-injecteur est constitué par une carafe semblable aux syons à eau gazeuse en verre épais, de la capacité d'un litre. Le tube étain, qui s'ajuste sur le goulot de la carafe, fait l'office d'un bouon. Il a la forme d'un étui, et porte dans son intérieur une couche de agments de marbre au fond et par dessus une couche de fragments éponge. Des trous pratiqués à sa partie inférieure livrent passage au z. Il est fermé à la partie supérieure par un cercle vissé que l'on ut enlever à volonté. Enfin, à sa partie latérale est soudé un petit be en étain qui porte à son tour un tube en caoutchouc destiné à diger le gaz sur la partie malade, tube qui se termine par une canule olive n'ayant qu'une ouverture à l'extrémité.

Quand on veut faire marcher cet appareil, on enlève le tube en étain on introduit dans la carafe les cristaux d'acide tartrique, de manière i'ils soient placés au fond du vase; on ajoute par dessus le bicarbote de soude en poudre, puis la quantité d'eau prescrite.

On laisse marcher l'appareil quinze à vingt minutes sans agiter la rafe, si le dégagement se ralentit, on agite alors de temps en temps. n employant ses facteurs à l'état solide, le gaz ne se produit que peu peu, à mesure de leur dissolution dans l'eau. L'acide carbonique se irifie en traversant la couche de fragments de marbre du tube en ain. L'éponge a pour but de permettre d'associer à l'acide carbonique un autre agent anesthésique. Si, par exemple, on veut combiner l'action de ce gaz avec celle du chloroforme, on verse quelques gouttes de ce liquide sur l'éponge, et le gaz, en traversant ce milieu, se charge de vapeurs chloroformiques qui exaltent sa puissance anesthésique.

L'acide carbonique, comme chacun le sait, est, à la température et à la pression atmosphérique ordinaire, un gaz incolore, transparent, d'une odeur légèrement piquante. Sa saveur est aigrelette, sa densité considérable, 1,529. Il éteint les corps en combustion. Il rougit la teinture de tournesol à la manière des acides faibles.

La chaleur est sans action sur lui à l'état gazeux, mais il est décomposé par les étincelles électriques. Il est liquéfiable et peut être solidifié. L'eau en dissout son volume à la pression ordinaire, mais cette solubilité augmente considérablement avec la pression, et l'on obtient facilement un liquide contenant cinq ou six fois son volume d'acide carbonique.

C'est une telle composition que M. le docteur Constantin Paul a proposé comme anesthésique local, soit pour le pansement des plaies, soit pour les injections vaginales dans les cas de carcinome utérin.

Nous devons faire remarquer en terminant que l'acide carbonique est très soluble dans l'éther et dans l'alcool, et qu'il produit un froid extrêmement considérable, environ 100° au-dessus de 0°, en passant de l'état liquide à l'état gazeux.

Ses propriétés caractéristiques sont les suivantes : Il éteint les corps en combustion ; ce caractère, il est vrai, lui est commun avec l'azote, mais il se distingue de ce dernier gaz en ce qu'il trouble l'eau de chaux, ce que ne fait pas l'azote.

Il forme avec l'eau de chaux un précipité blanc, floconneux, insoluble dans l'eau, mais soluble dans l'acide acétique. Ce précipité de carbonate de chaux est soluble dans l'acide carbonique, aussi doit-on mettre la chaux en excès, ce dont on s'assure au moyen d'un papier rouge de tournesol, qui doit être ramené au bleu. Sans cette précaution, l'acide carbonique pourrait échapper à l'observation, et avec d'autant plus de facilité que sa proportion serait plus considérable.

CHAPITRE III

Anesthésiques constitués par les composés binaires du carbone avec l'hydrogène, le chlore ou le soufre.

Dans ces dernières années, de bien nombreux essais ont été tentés sur les propriétés anesthésiques d'un grand nombre de ces composés. La plupart des essais ont répondu d'une façon plus ou moins complète à l'attente des expérimentateurs. Cependant, comme l'objet de ces recherches tendait moins à donner à la science un composé nouveau possédant des propriétés anesthésiques, qu'à procurer un succédané des divers corps déjà employés pour déterminer l'anesthésie, nous n'essaierons pas de faire ici l'histoire chimique de chacun des composés dont l'essai a donné des résultats satisfaisants. Nous jetterons seulement sur eux un coup-d'œil rapide en insistant uniquement sur ceux dont les applications nous ont paru promettre de sérieux résultats pour l'avenir, tels que : l'amylène, l'hydrure d'amyle et le tétrachlorure de carbone.

Formène, C^2H^4. — En 1867, M. Richardson ouvrait la série d'expérimentations nouvelles en constatant les bons effets du formène ou gaz des marais. Il soumit des animaux à ses expériences et observa un sommeil calme et paisible, pendant lequel l'insensibilité était complète. Malheureusement, la mort arrivant fréquemment, sans cause apparente, au milieu d'un calme parfait, il ne poussa pas plus loin ses investigations, l'état gazeux de ce composé lui paraissant du reste une très fâcheuse condition d'expériences.

L'hydrure d'éthyle C^4H^6, l'hydrure de propyle C^6H^8, et l'hydrure de butyle C^8H^{01}, successivement essayés, lui parurent devoir être rejetés pour les mêmes causes, bien que leurs effets anesthésiques fussent nettement indiqués.

Hydrure d'Amyle, $C^{10}H^{12}$. — A cause de son état liquide rendant sc administration plus facile, ce corps lui parut mériter une étude plus s rieuse. Du reste, Simpson, d'Edimbourg, qui l'avait déjà essayé, ava attiré l'attention sur ce composé. Ayant étudié son action sur les p geons, les lapins et les cobayes, Richardson constata qu'en très peu c temps ces animaux tombaient dans le sommeil le plus profond accom pagné d'insensibilité et de résolution musculaire, tandis qu'il en falla une dose relativement très forte pour amener des accidents sérieux, que même dans ce cas les globules sanguins conservaient leur ét normal. S'étant soumis lui-même aux inhalations d'hydrure d'amyl il n'éprouva aucune sensation désagréable, n'eut pas de suffocatio ressentit dans la poitrine une douce chaleur et s'endormit. Au bout c quelques instants il se réveilla et se rétablit promptement sans res sentir ni mal de tête ni envie de vomir.

Ce composé se trouve tout formé dans les huiles légères provena de la distillation du bog head et du cannel coal ; c'est même de c huiles que MM. Pelouze et Cahours l'ont extrait en mettant en conta avec l'acide sulfurique les portions distillant de 30° à 32°. Un lavag au carbonate de soude, un séjour avec du chlorure de calcium fond et une rectification à 30° en achèvent la purification.

Il se forme par l'action de l'hydrogène naissant sur la plupart de composés qui renferment 10 équivalents de carbone, et à 100° quan on chauffe ensemble de l'éther amyliodhydrique avec du zinc et c l'eau. Enfin, on le rencontre encore, d'après M. Bauer, dans les produi qui résultent de l'action du chlorure de zinc sur l'alcool amylique dan la préparation de l'amylène.

M. Frankland, à qui l'on doit sa découverte, le prépare en chauffa vers 110°, en vase clos, volumes égaux d'iodure d'amyle et d'eau ave un excès de zinc. Il se forme de l'iodure d'amyle, de l'eau et de l'oxy iodure de zinc.

Il a besoin d'être purifié, car il retient toujours de l'amylène. Pou l'en débarrasser, on refroidit le mélange à 10° et l'on y introduit un solution saturée d'acide sulfurique anhydre dans l'acide sulfurique d Nordhausen qui se combine avec l'amylène. On abandonne pendan juelques heures en l'agitant de temps à autre, et l'on distille au bain narie à une douce chaleur. Au moyen de quelques fragments de po·asse on débarrasse le produit distillé d'un léger mélange d'acide sul'ureux.

C'est un liquide incolore, transparent, très mobile, d'une odeur agréable analogue à celle du chloroforme. Sa densité à 14°2 est de);6385. Il bout à 30°, ce qui rend son emploi difficile. Il ne se solilifie pas à 24. Insoluble dans l'eau il se dissout en toute proportion dans 'alcool et dans l'éther. Il est lui-même un excellent dissolvant.

Il est facilement inflammable, ce qui le rend difficile à manier. Sous 'influence de la chaleur, il donne naissance à une double série de carures homologues.

Le chlore donne avec lui divers produits de substitution qui, jusqu'à présent, n'ont pas reçu d'application à l'anesthésie.

Il ne devra être employé qu'aux opérations de courte durée dans esquelles il réussit fort bien, puisqu'en faisant perdre la sensibilité il especte au moins partiellement l'intelligence et le mouvement; et Rihardson lui-même, qui l'a spécialement expérimenté, conseille de resreindre son usage a la production de l'anesthésie locale, pour cela il ropose de le mélanger avec 4 parties d'éther ce qui constitue pour lui 'éther anesthésique composé.

L'Hydrure de Caproyle, $C^{12}H^{14}$, étudié par le même savant, mais d'une açon bien plus incomplète, a sur le précédent l'avantage de posséder un oint d'ébullition beaucoup plus élevé, 68°. Ses propriétés anesthésiues paraissent tout-à-fait comparables à celles du chloroforme. Cependant, d'après Richardson, il semblerait n'avoir pas d'action directe ur les centres nerveux et agir secondairement sur la sensibilité en nodifiant la capacité respiratoire du sang. Injectés sous la peau, l'hyrure d'amyle et l'hydrure de caproyle sont restés sans effet.

Amylène, $C^{10}H^{10}$. — Snow, comme nous l'avons vu, avait proposé amylène comme agent anesthésique, à une époque où l'éther et le hloroforme ayant successivement occasionné de nombreux accidents, ce nouvel agent, préconisé comme exempt des inconvénients de ses devanciers, devait forcément rencontrer un accueil favorable. Aussi le voyons-nous essayé avec succès d'abord, puis recommandé par Giraldès, Velpeau et Jobert de Lamballe à l'école de Paris, tandis que Tourdes de l'école de Strasbourg vante ses bons effets.

C'est à un chimiste de Paris, M. Balard, que l'on doit sa découverte, en 1844. Comme les hydrures précédents, on le rencontre tout formé dans le bog head dont on peut le retirer impur par distillation sèche.

Il se produit dans la décomposition du chlorure d'amyle par la potasse fondante; par l'action de l'amalgame de zinc sur l'iodure d'amyle dans un tube scellé à la lampe, dans ce cas, il est mélangé avec l'hydrate d'amyle ; et enfin dans la décomposition de l'hydrate d'amylène par la chaleur.

M. Balard l'obtint pour la première fois en chauffant une solution de chlorure de zinc avec de l'alcool amylique. On l'obtient encore en chauffant à 140° un mélange à volumes égaux d'huile de pommes de terre et d'acide sulfurique étendu d'eau. Le produit distillé et lavé à la potasse renferme encore de l'alcool amylique, des carbures bouillant jusqu'à 300°, et probablement de l'oxyde d'amyle. La partie la plus volatile est constituée par de l'amylène.

Le meilleur procédé de préparation consiste à laisser l'huile de pommes de terre, rectifiée une première fois, en contact pendant un ou deux jours avec son poids et demi de chlorure de zinc fondu et pulvérisé à chaud. On agite de temps à autre et on distille au bain de sable. Le produit, séparé de la couche aqueuse, rectifié au bain-marie, séché sur le chlorure de calcium et distillé de nouveau en ne recueillant que ce qui passe de 33 à 43°, ne contient guère que l'amylène. On le purifie en le soumettant encore à des distillations fractionnées et en le rectifiant sur du sodium.

C'est un liquide limpide, incolore, très mobile, d'une odeur qui n'a rien de désagréable quand il est parfaitement pur. Il bout à 39°; sa densité à 16° est 0,652. Il est insoluble dans l'eau, soluble dans l'alcool. Il brûle avec une belle flamme blanche et se combine directement au brôme et aux hyracides pour donner des produits d'addition et de substitution.

L'acide sulfurique concentré dissout d'abord l'amylène avec dégagement de chaleur; presqu'aussitôt le cabure se sépare, mais il ne reparaît plus dans son état primitif : il s'est transformé en divers carbures condensés.

Il est à remarquer que, dans les deux cas de mort arrivés entre les mains de Snow, et qui ont déterminé l'abandon temporaire de cet agent, deux circonstances malheureuses avaient accompagné son administration. Dans le premier cas, où l'habile chirurgien pratiquait l'incision d'un trajet fistuleux à l'anus, l'opération allait être terminée; il y avait cinq minutes que le malade était soumis aux inhalations, quand on s'aperçut que le pouls, qui avait disparu à gauche, faiblissait à droite; trois minutes plus tard, la respiration s'éteignait, le malade devenait livide, et enfin il mourait. Mais, avant le début des accidents, l'occlusion de l'appareil inhalateur était devenue complète; il n'y avait plus de communication entre ce dernier et l'air extérieur. Dans le second cas, le malade avait déjà subi trois opérations à l'aide du chloroforme; la quatrième avait même été commencée avec le concours de cet agent, et ce ne fut que dans le cours de l'opération que Snow fit respirer l'amylène peu de temps avant la constatation du décès.

M. Giraldès, dans ses nombreuses expérimentations sur les animaux, a constaté que, toutes les fois que ce produit n'était pas absolument pur, il déterminait de violentes convulsions et même la mort.

Parfaitement pur, il anesthésie sans convulsions, sans contraction musculaire, sans raideur des membres, et ne provoque ni nausées, ni vomissements, comme le chloroforme. La respiration et la circulation restent intactes pendant toute la durée de l'inhalation. Le retour à la sensibilité et à l'état normal se fait promptement et d'une façon complète. Seulement, à cause du peu de durée de ses effets, on est obligé de continuer ses inhalations depuis 2 jusqu'à 20 grammes.

Benzine, $C^{12}H^{6}$. — Snow, qui a également expérimenté la benzine $C^{12}H^{6}$, a remarqué que l'anesthésie produite par ce carbure est toujours précédée d'un bruit de tête considérable et souvent de tremblements convulsifs, ce qui a rendu son emploi comme anesthésique extrêmement restreint.

Parmi les divers carbures appliqués à l'anesthésie, nous devons citer la kérosolène, la tausolène et la rhigolène, obtenues dans la distillation des pétroles d'Amérique. La kérosolène a été spécialement recommandée comme anesthésique local par Fronmuller. M. Bigelow, de Boston, a spécialement appelé l'attention sur la rhigoline qui serait, d'après lui, un agent d'une supériorité incontestable comme anesthérique local.

La rhigolène bout à 21°. Complètement privé d'oxygène, ce corps est le plus léger des liquides connus. Sa densité n'est que de 0.625. Son odeur est très faible, et sa volatilité extrême donne lieu à un refroidissement capable de congeler la peau en cinq ou six secondes. La rhigoline s'évapore par la seule chaleur de la main qui contient le flacon qui la renferme. Cette seule chaleur suffit à le vider promptement et l'on obtient un refroidissement de 15° au-dessous de 0°. On doit la conserver bouchée avec le plus grand soin. M. Bigelow considère son usage comme supérieur à celui de l'éther, à cause de sa plus grande rapidité d'action, de son bas prix et de son manque d'odeur; mais son extrême volatilité et son inflammabilité resteront un obstacle à son emploi et à sa vulgarisation.

Comme nous l'avons dit, la plupart de ces composés se rencontrent dans la nature existant dans le pétrole, ou huile de pierre dont on connaît des sources depuis les temps plus reculés. L'Italie, la Perse, l'Inde, l'Amérique du Nord en comptent de très nombreuses. En soumettant ce produit à la distillation, par l'action de la vapeur d'eau surchauffée, on obtient encore, en fractionnant les opérations, divers produits complexes connus sous le nom général d'éthers de pétrole, qui ne sont autres qu'un mélange des divers carbures ci-dessus et qui ont été également proposés comme anesthésiques locaux.

Tétrachlorure de carbone, C^2Cl^4. — Avant de terminer cette revue des carbures d'hydrogène, nous examinerons le tétrachlorure de carbone, ou formène quadrichlore, dans lequel tout l'hydrogène est substitué par du chlore.

Etudié d'abord par Snow et Nunneley de 1846 à 1848, il fut ensuite trouvé supérieur au chloroforme par Simpson qui, après avoir successivement essayé le nitrate d'éthyle, la benzine, l'aldéhyde, le sulfure de carbone et la kérosolène, conclut que, si le titrachlorure de carbone avait l'inconvénient de demander un temps plus considérable que le chloroforme pour produire l'anesthésie, il avait l'avantage de continuer ses effets plus longtemps. Chez un enfant, après quelques minutes d'inhalations, il obtint un sommeil d'une heure et demie. Protheroc Smith, qui reprit ensuite son étude, trouva au contraire que son action était moins énergique que celle du chloroforme.

Le tétrachlorure de carbone a été découvert par Regnault en 1839. Pour le préparer, ce chimiste chauffe doucement du chloroforme exposé au soleil en y faisant passer un courant lent de chlore sec. On distille et on cohobe jusqu'à ce qu'il n'y ait plus de dégagement d'acide chlorhydrique. On agite avec du mercure et on rectifie.

On peut encore l'obtenir par la réaction du chlore sur l'éthylène et sur le sulfure de carbone. Pour cela, on fait passer du chlore saturé de sulfure de carbone à travers un tube chauffé au rouge renfermant des fragments de porcelaine. On ajoute lentement le mélange jaune obtenu à un excès de lessive de potasse ou de lait de chaux. On agite, puis on distille. L'excès de sulfure de carbone est enlevé au moyen de la potasse.

Enfin, le meilleur moyen pour obtenir un rendement considérable consiste à mélanger du perchlorure d'antimoine avec du sulfure de carbone et à faire passer dans le mélange bouillant un courant de chlore.

Le chlorure de carbone obtenu par ce procédé a besoin d'être purifié avant d'être appliqué à l'anesthésie. Pour cela, on le distille de nouveau en ne recueillant que ce qui passe au-dessous de 100°, puis on traite le produit recueilli par la potasse bouillante.

C'est un liquide huileux, incolore, non miscible à l'eau, d'une odeur éthérée agréable, soluble dans l'alcool et l'éther. Il bout à 78° sous la pression 0.748. Sa densité est de 1.629.

La potasse alcoolique ne l'attaque qu'à la longue en fournissa des chlorures et des carbonates. A 100°, en vases clos, il se produ après un certain temps de l'éthylène. La chaleur rouge le décompo en chlore et en chlorures inférieurs.

L'amalgame de potassium le réduit en chloroforme, chlorure de m thyle monochloré et éthylène; en même temps, il se forme un peu d chlorure de potassium.

Avec la triéthylphosphine il donne un précipité blanc cristallis Chauffé avec de l'iodure de potassium et de l'eau, il fournit un mélang d'acide carbonique, d'oxyde de carbone et d'hydrogène.

Sulfure de carbone. — Proposé comme anesthésique général p Harold Thanlow, le sulfure de carbone n'était encore obtenu que féti à cette époque. Aussi reçut-il peu d'applications, mais aujoud'hui qu'o peut l'obtenir tout à fait inodore, la facilité avec laquelle il produit narcose nous fait un devoir de le signaler.

Il fut découvert par Lampadius, en 1796, en distillant une tour pyriteuse. On le rencontre dans le gaz de l'éclairage, les pétroles et l benzines.

Pour le préparer on fait passer du soufre en vapeurs sur du charbo chauffé au rouge.

M. Sidot, pour le purifier, le soumet à une première distillation; pu il agite le produit recueilli avec du mercure bien propre jusqu'à qu'il ne noircisse plus la surface brillante de ce métal. Cette opératio répétée plusieurs fois, on obtient un produit ne possédant plus rien d l'odeur fétide qu'il conserve habituellement, mais exhalant au contrai une odeur éthérée qui n'a rien de désagréable. Dans cet état de pure il peut être conservé indéfiniment au contact du mercure sans s'altére On a encore conseillé pour le purifier le contact avec le sublimé co rosif, ou le cuivre réduit; mais le premier procédé est celui qui donr les meilleurs résultats.

C'est un liquide incolore, très-mobile. Sa densité est 1.271 à 15°. bout à 46°6, n'a pas encore été solidifié et produit un froid de 60° en s'év porant dans le vide. C'est un excellent dissolvant. Il est lui-même ins luble dans l'eau. Le sulfure de carbone résiste à l'action de la chaleur et de l'électricité, mais il peut s'enflammer à distance à cause de la tension considérable de sa vapeur. Il est plus inflammable que l'éther; car un charbon rouge de feu qui, plongé dans l'éther, perd son éclat sans provoquer l'inflammation de ce liquide, possède encore assez de chaleur pour enflammer le sulfure de carbone.

Le chlore sec, comme nous l'avons vu, le convertit en tétrachlorure au rouge et en sulfochlorure à la température ordinaire.

CHAPITRE IV

Anesthésiques constitués par les composés ternaires du carbone et de l'hydrogène avec le chlore, le brôme ou l'iode.

Protochlorure de méthylène ou éther méthylchlorhydrique, $C^2 H^3 Cl$. — Nous avons vu qu'après avoir expérimenté le formène ou gaz de marais, désigné par lui sous le nom d'hydrure de méthyle, Richardson gêné dans ses expériences par l'état gazeux de ce composé, essaya avec plus de succès divers hydrures des carbures d'hydrogène homologues supérieurs composés liquides, dont l'emploi était beaucoup plus facile Frappé cependant par les propriétés spéciales de l'hydrure de méthyle et surtout de ses dérivés par substitution du chlore à l'hydrogène, il voulut essayer ceux de ces dérivés non encore employés jusqu'à lui Le tétrachlorure de carbone $C^2 Cl^4$ et le choroforme $C^2 H Cl^3$ résultant de la substitution de trois molécules de chlore à trois molécules d'hydrogène avaient été et étaient encore employés ; il résolut donc de faire porter ses expériences sur des produits de substitution moins complète

Le protochlorure, ou éther méthylchlorhydrique fut le premier qu'il essaya. Ses effets sur l'organisme lui parurent doux et presque certains; le sommeil était rapide, agréable, profond. Malheureusement son état gazeux rendait encore son emploi difficile, sinon impossible à régulariser. Mélangé à l'éther ordinaire ou au chloroforme, dans lesquels il se dissout en toutes proportions, il forme deux anesthésique excellents; mais leur emploi, à cause de l'énergie combinée des deux corps en présence, est encore extrêmement difficile dans la pratique Cependant, même seul, il possède sur ses devanciers l'avantage de conserver plus longtemps l'irritabilité musculaire.

On l'obtient en chauffant doucement un mélange de deux parties de sel marin, une partie de alcool méthylique, et trois parties d'acide sulfurique concentré. On recueille le produit gazeux sur une eau légère ment alcaline qui retient les impuretés, alcool méthylique, oxyde méthylique et acide sulfureux.

Du reste, son exemple fut rapidement abandonné en face des brillants succès obtenus avec le bichlorure $C^2 H^2 Cl^2$.

Bichlorure de méthylène, $C^2 H^2 Cl^2$. — C'est le 30 août 1867 qu'une expérience de Richardson décida de l'entrée de ce nouveau corps au nombre des anesthésiques employés. Naturellement, ses premières expériences portèrent sur les animaux. Trois pigeons furent simultanément emprisonnés par lui sous trois cloches ; dans la première, arrivaient des vapeurs de bichlorure de méthylène, dans la seconde des vapeurs de chloroforme, dans la troisième des vapeurs de tétrachorure de carbone. Dans la première cloche le pigeon, semblant éprouver une espèce de bien-être général, s'endormit au bout d'un instant ; dans le second cas, le sommeil arriva encore rapidement, mais l'oiseau paraissait, par des mouvements violents, vouloir résister à l'influence de l'agent ; sa tête se renversait brusquement en arrière, ses ailes battaient simultanément, comme s'il eût désiré se soustraire au malaise qu'il paraissait éprouver ; enfin, dans le troisième cas, avec le tétrachlorure de carbone, la résistence fut pareille et le sommeil ne se produisit qu'au bout d'un temps beaucoup plus long. Plus de cent fois, M. Richardson soumit à l'influence du bichlorure de méthylène le premier pigeon qui avait servi à ses expériences, sans qu'il éprouvât jamais le moindre accident. L'expérimentateur se soumit alors lui-même aux inhalations de bichlorure de méthylène Le 28 setembre 1867, il aspira ses vapeurs, les trouva agréables et fort peu irritantes, s'endormit, perdit toute sensibilité sans mal de tête ni oppression, et se réveilla tout à coup, croyant n'avoir fait que fermer les yeux pour les rouvrir, quand il s'aperçut qu'il se trouvait dans une cour adjacente au laboratoire dans lequel il avait opéré. Il avait donc perdu toute sensibilité, tout en exécutant des mouvements involontaires. Répétée sur plusieurs de ses malades, cette expérience lui réussit toujours. Cependant, dès le début, comme il agissait sans appareil, il rencontra de sérieux obstacles à l'anesthésie dans l'évaporation trop rapide du bichlorure. C'est aussi par l'emploi de cet agent que M. Spencer Wells explique sa pratique graduellement plus heureuse de l'ovariotomie. A l'exemple de ces deux savants, la clinique chirurgicale de Padoue a adopté exclusivement l'usage du bichlorure de méthylène comme bien supérieur à l'éther et au chloroforme depuis le 30 juillet 1868, et son emploi a depuis lors pris une telle extension, qu'il existe à Londres une maison qui le fabrique spécialement. Déjà, en 1872, cent huit opérations avaient été faites avec ce composé sans qu'aucun accident grave ne se fût manifesté. Il a l'avantage de ne pas provoquer la toux ; le pouls et la respiration, plus fréquents au début, mais sans agitation, reviennent bientôt à l'état normal et même au-dessous. La face ne se colore pas ; il n'y a aucun symptome de lividité ni de congestion.

M. Millet, de Strasbourg, qui le premier a recueilli les nombreux titres du bichlorure de méthylène, cite parmi ses partisans Marchall, Gangie, Tourdes et Hepp ; mais il insiste surtout pour faire remarquer l'influence puissante qu'exerce sur l'action de cet agent la température du sujet. Si elle est peu élevée, son action devient lente et difficile, il y a excitation et souvent vomissements ; tandis que si elle est normale il n'y a jamais aucun des ces accidents.

En Allemagne, Patruban, Hollœnder, Nusbaüm, n'ont pas été moins heureux dans leurs essais.

Malheureusement, l'emploi de ce corps est passé à peu près inaperçu à Paris, où il n'a été guère essayé que dans le service de M. le docteur Richet.

Le bichlorure de méthylène, encore peu étudié, se produit à la lumière solaire par l'action du chlore sur le chlorure de méthyle, mais il a besoin d'être rectifié. Il se forme encore, en même temps que du chloroforme, du chlorure et de l'hydrure de méthyle, lorsqu'on soumet du chlorure de carbone, $C^2 Cl^4$, à l'action de l'hydrogène naissant.

Pour le purifier, on le distille, on le lave à la potasse, on le sèche sur du chlorure de calcium, et on le rectifie de nouveau.

C'est une huile plus lourde que l'eau, neutre, incolore, volatile, d'une odeur analogue à celle du chloroforme, plus douce, agréable, n'irritant pas la gorge. Il bout à 30°.5. Sa densité est 1.3601. Mais s'il rapproche par ce côté du chloroforme, il s'en éloigne par son point ébullition, qui est plus voisin de celui de l'éther. A cause de sa plus cile évaporation, on est obligé de l'employer plus largement que le loroforme, et à cause de sa grande densité, moins abondamment e l'éther. Sa combustibilité est bien différente de celle du chloro-rme; tandis que ce dernier est difficile à enflammer, le bichlorure enflamme facilement, moins vite cependant que l'éther et l'amylène, ais il s'éteint presqu'aussitôt, parce que les vapeurs d'acide carboni-e, d'acide chlorhydrique et de chlore, qui se dégagent, éteignent sa mme. Ce qui fait que cette propriété n'est pas un inconvénient bien ave pour son emploi.

S'il contient de l'acide chlorhydrique, ce qui serait dangereux dans n emploi comme anesthésique, on le constate aisément par la teinture tournesol. On doit le conserver dans un flacon de verre bleu ou ir, et autant que possible dans un endroit frais.

En résumé : la période initiale paraît moins pénible avec lui qu'avec chloroforme, et le malade ne résiste presque jamais à son emploi. période d'excitation, variable avec l'organisme, semble toujours oins accentuée qu'avec le chloroforme, et le sommeil est toujours ra-le; enfin le réveil est beaucoup plus brusque qu'avec le chloro-me.

La prolongation du sommeil vingt à trente minutes après l'opération, t un trait distinctif de cet anesthésique, et jusqu'à présent son inno-ité paraît complète.

Chloroforme. $C^2 HCl^3$.—Ce corps a été découvert en 1831 par Sou-iran en France, par Liebig en Allemagne, et par M. Samuel Guthrie x Etats-Unis, presque simultanément.

Le chloroforme, appelé aussi formène trichloré et chlorure de mé-yle dichloré, $C^2 HCl^2 Cl$, peut être produit par voie de synthèse :

1° Par la réaction directe, dans des conditions convenables du chlore r le formène, $C^2 H^4 + 6Cl = C^2 HCl^3 + 3(HCl)$;

2° Dans le traitement du formène monochloré $C^2 H^3 Cl$ par le chlore $H^3 Cl + 4Cl = C^2 H Cl^3 + 2 (H Cl)$.

On l'obtient par l'analyse :

1° Dans la décomposition de l'acide trichloracétique par la potasse ou l'ammoniaque $C^4 H Cl^3 C^4 + 2 K O, H O = C^2 H Cl^3 + 2 (KO CO^2) + 2H O$

2° Dans l'action des alcalis en solution aqueuse sur le chloral

$$C^4 H Cl^3 O^2 + KO, HO = C^2 H Cl^3 + C^2 O^2 K O H O.$$

Cette réaction est la base du procédé employé pour obtenir le chloroforme anglais;

3° Dans la distillation de l'acétate de potasse, de l'acétone, de l'alcool, de l'essence de térébenthine, de l'essence de citron et d'autres huiles essentielles avec le chlorure de chaux;

4° Par l'action d'un courant de chlore sur une solution alcoolique de potasse.

Le procédé le plus usité pour la préparation du chloroforme est celui qui a été donné par Soubeiran : il a été adopté par le Codex après de légères modifications.

Ce procédé consiste à faire réagir le chlorure de chaux sur l'alcool; on délaye dans 150 parties d'eau à 40° 25 parties de chlorure de chaux et 7.5 de chaux éteinte, on ajoute 5 parties d'alcool; on chauffe rapidement le tout dans un alambic rempli au tiers seulement. Vers 8 une réaction très intense se manifeste avec un boursouflement considérable; on se hâte de retirer le feu. Une grande partie du produit de la réaction distille alors spontanément. On est obligé de chauffer de nouveau vers la fin de l'opération, qui est suspendue lorsque le liquide distillé ne précipite plus dans l'eau.

Le produit ainsi obtenu est très complexe; c'est un mélange impur composé principalement de chloroforme, d'alcool et d'eau, et souillé par du chlore et des combinaisons chlorées.

Pour en retirer le chloroforme purifié, on commence par ajouter de l'eau qui achève de précipiter le chloroforme; après décantation, on le lave à l'eau, puis avec une dissolution peu concentrée de carbonate de soude; on fait ensuite digérer le chloroforme sur du chlorure de calcium fondu pour le dessécher; et enfin on le rectifie par une distillation ménagée.

Sur la théorie des phénomènes chimiques qui s'accomplissent da l'opération précédente, M. Berthelot, notre éminent professeur, s'exprime ainsi : « Il semble que l'alcool se change d'abord en chloral produit par la réaction du chlore $C^4 H^6 O^2 + 3Cl^2 = C^4 H Cl^3 O^2 + 3 H Cl$. Puis le chloral se détruit à mesure, sous l'influence de l'alcali, en engendrant le chloroforme. »

Dans son savant Dictionnaire de chimie, M. Würtz explique la production du chloroforme « par la propriété à la fois oxydante et chlorurante du chlorure de chaux. L'alcool, en absorbant de l'oxygène, peut se scinder en gaz des marais et acide formique, puis, sous l'influence du chlore, le gaz des marais est changé en chloroforme, et l'acide formique en acide carbonique et en acide chlorhydrique :

$$C^4 H^6 O^2 + O^2 = C^2 H^4 + C^2 H^2 O^4$$
$$C^2 H^4 + 6Cl = C^2 H Cl^3 + 3H Cl$$
$$C^2 H^2 O^4 + 2Cl = C^2 O^4 + 2H Cl.$$ »

Les procédés de préparation que d'autres chimistes ont donnés après Soubeiran n'offrent pas d'avantages bien sensibles.

MM. Laroque et Husant, dans un procédé analogue à celui de Soubeiran, ont recommandé la rapidité de l'opération, l'utilisation dans de nouvelles opérations immédiates du liquide qui surnage le chloroforme dans le récipient : pratiques qui contribuent toutes deux à augmenter le rendement en chloroforme.

Le procédé de M. J. Chautard consiste à se servir d'essence de térébenthine au lieu d'alcool; l'odeur désagréable et tenace du produit a fait rejeter ce procédé.

On a proposé aussi de remplacer l'alcool éthylique par l'esprit de bois ; modification qui entraîne aussi l'inconvénient de communiquer une odeur désagréable au chloroforme.

Enfin, les Anglais obtiennent un chloroforme très pur, dit chloroforme anglais, par la décomposition de l'hydrate de chloral à l'aide d'un alcali.

Les premières indications que nous avons données sur la purification du chloroforme ont besoin d'être complétées ; car, pour déterminer l'anesthésie, ce corps doit être employé très pur. On a remarqué que certains chloroformes, purs en apparence au début, se chargent peu à peu d'acide chlorhydrique, de chlore et même d'acide hypochloreux, surtout sous l'influence de la lumière. M. Personne, dans un travail important sur cette question, expose que cette altération profonde est due à une purification incomplète, car le chloroforme ne serait influencé par la lumière que lorsqu'il contient de l'éther chloroxycarbonique. Ce produit prend naissance en même temps que le chloroforme et passe à la distillation avec lui; plus tard, sous l'influence de la radiation lumineuse, il se décompose en gaz acide chloroxycarbonique et en alcool. Pour détruire l'éther chloroxycarbonique, M. Personne traite le chloroforme par une solution de soude caustique. Voici les détails opératoires du procédé de purification qu'il est préférable d'appliquer au chloroforme préparé par le procédé de Soubeiran. Comme nous l'avons indiqué, le produit a été lavé à l'eau pour lui enlever l'alcool, agité ensuite avec une solution de carbonate de soude pour le débarrasser du chlore, desséché avec du chlorure de calcium, puis distillé. On le fait alors digérer avec 1/100me en poids d'acide sulfurique à 1.84 pour détruire le reste de l'alcool et les huiles hydro-carbonées, en un mot, les produits organiques, qui se carbonisent et brunissent au contact de cet acide. Le chloroforme est décanté, agité pendant quatre ou cinq jours avec de la lessive des savonniers à 36° B, environ 3 0/0, additionné de 5 0/0 d'huile d'œillette, que l'on a soin de bien agiter avec le liquide mixte de chloroforme et de soude, enfin distillé au bain-marie : Il ne faut recueillir que les 9/10 du chloroforme traité; le dernier 1/10, séparé avec soin, servira dans une opération subséquente.

D'après les données précédentes, une purification imparfaite peut entraîner dans le chloroforme la présence d'un nombre considérable de substances étrangères. Nous allons énumérer les principales et signaler les moyens d'en constater la présence.

Le chlore, l'acide chlorhydrique, l'acide hypochloreux sont décelés à l'aide du nitrate d'argent qui ne précipite pas le chloroforme pur et précipite au contraire celui qui contient l'un de ces trois corps. En outre, le papier bleu de tournesol est rougi par le chloroforme qui contient de l'acide chlorhydrique, et blanchi par celui qui contient de l'acide hypochloreux.

Pour reconnaître le gaz chloroxycarbonique, M. Stœdeler conseille l'emploi de la bilirubine qui colore en vert le chloroforme souillé et en jaune le chloroforme pur.

L'éther chlorhydrique se reconnaît à l'aide d'une distillation au bain-marie du chloroforme suspecté, préalablement additionné d'eau. Les premiers produits de la distillation ont une odeur d'éther chlorhydrique très reconnaissable.

L'éther sulfurique, dont la présence dans le chloroforme tient à la falsification, est reconnu par la moindre densité et par l'inflammabilité du produit falsifié. Si l'éther existe, même en petite quantité, un peu d'iode dissous dans le chloroforme décèlera sa présence, car avec le chloroforme on constatera une couleur violette très belle, et avec le chloroforme adultéré une couleur vineuse, et même rouge caramel si l'éther est en quantité notable.

L'aldéhyde se reconnaît à son action réductrice sur l'oxyde d'argent hydraté, et à la coloration brune que prend, sous l'influence de la chaleur, le liquide additionné d'un peu de potasse en solution.

Les composés valériques et amyliques sont indiqués par les résidus que laisse le chloroforme distillé au-dessous de 65°.

L'eau est absorbée par le chlorure de calcium.

L'alcool, dont la présence tient à une addition frauduleuse ou à une purification incomplète, a été l'objet des recherches d'un grand nombre de pharmaciens et de chimistes.

Pour le déceler, beaucoup de procédés ont été proposés : M. Mialhe conseille de verser quelques gouttes de chloroforme dans un verre à moitié plein d'eau. Il gagne le fond du vase et conserve sa limpidité quand il est pur. S'il contient de l'alcool il prend, en se précipitant, une teinte blanchâtre opaline.

M. Cattel recommande d'agiter pendant quelques instants 12 gr. environ de chloroforme avec un cristal ou deux d'acide chromique, ou avec une petite quantité de bichromate de potasse et d'acide sulfurique.

Si le chloroforme contient de l'alcool, l'acide chromique se transforme en oxyde vert de chrome.

M. Blanquinque, s'appuyant sur la plus grande affinité de l'alcool pour l'eau que pour le chloroforme, procède de la manière suivante : dans un tube de 0,01 centimètre de diamètre et long de 20 divisé en vingt parties égales, il introduit du chloroforme jusqu'à la dixième division et achève de remplir le tube avec de l'eau distillée; il agite fortement, si le chloroforme contient de l'alcool, les divisions d'eau augmentent en raison de la quantité d'alcool absolu mélangé. Ains 10 0/0 d'alcool donnent 11 divisions d'eau et 9 de chloroforme.

M. Hardy propose de rechercher le chloroforme ou l'eau à l'aide du sodium qui ne décompose pas le chloroforme pur tandis qu'il dégage de l'hydrogène lorsqu'il y a de l'alcool ou de l'eau.

La coagulation de l'albumine de l'œuf, l'émulsionnement de l'huile d'amandes, l'inflammabilité du mélange, la variabilité du point d'ébullition, le changement de densité doivent faire soupçonner la présence de l'alcool.

Enfin, un procédé supérieur à tous les autres, par sa sensibilité, indiqué par M. Roussin, consiste à essayer le chloroforme à l'aide du binitrosulfure de fer. En ajoutant quelques centigrammes de ce sel, on observe que le chloroforme, s'il est pur ou seulement humide, reste parfaitement limpide ; tandis que s'il contient de l'alcool, de l'esprit de bois, ou même de l'éther, on voit apparaître une coloration brune foncée dont l'intensité varie avec la proportion de ces substances, mais qui est encore très appréciable pour 1/1000 de celles-ci.

Quant aux substances fixes que le chloroforme peut renfermer en dissolution, elles restent comme résidu après volatilisation de celui-ci

Après cet exposé détaillé des principaux moyens qui servent à constater la présence dans le chloroforme des substances étrangères e impuretés, nous résumons les caractères essentiels que possède un chloroforme pur.

Sa densité est égale à 1,491 à 17°.

Il bout sous la pression normale entre 60°,8 et 61°.

Il reste transparent, agité avec de l'eau distillée.

Il ne rougit ni ne décolore la teinture de tournesol.

Il ne se trouble pas par le nitrate d'argent.

Il ne se colore pas, agité avec son volume d'acide sulfurique pur et concentré.

Il reste parfaitement limpide, agité avec un peu de binitrosulfure de fer.

Il ne brunit pas chauffé avec une solution aqueuse de potasse.

Il ne réduit pas l'oxyde d'argent hydraté.

La conservation du chloroforme pur est-elle indéfinie ?

D'après M. Mayer, le chloroforme pur serait inaltérable par la lumière ainsi que par l'oxygène de l'air. MM. Maitsch et Schacht prétendent qu'il s'altère à la lumière sous l'influence de l'humidité.

Nous avons vu que, pour M. Personne, le chloroforme est influencé par la lumière seulement lorsqu'il renferme de l'éther chloroxycarbonique, c'est-à-dire lorsqu'il n'est pas convenablement purifié. Quelques chimistes prétendent qu'un peu d'alcool est nécessaire à la bonne conservation du chloroforme et prévient sa transformation. M. Personne croit que la présence de l'alcool a pour effet de retarder la décomposition de l'éther chloroxycarbonique, ou peut-être de le reformer lorsqu'il se détruit, car l'éthérification de l'alcool par l'acide chloroxycarbonique s'opère avec la plus grande facilité

Nous ne trouvons pas inutile de mentionner ici que, d'après M. Hager, le chloroforme anglais est additionné de 0,75 à 0,81 d'alcool.

D'après M. Boettger, le chloroforme peut être conservé indéfiniment à la lumière diffuse en présence de quelques fragments de soude caustique. Il faut avoir soin de tenir le chloroforme en flacon noir et le moins possible en vidange.

Le chloroforme est un liquide incolore, parfaitement transparent, mobile, doué d'une odeur suave et pénétrante, rappelant celle de la pomme de reinette, d'une saveur piquante et sucrée à la fois.

Sa densité considérable est de 1.48 à 18°. Il bout à 61°. Un litre d'air saturé de vapeur de chloroforme à 20° contient un peu plus d'un gramme de cette substance, à 30° près de 2 grammes. Il est insoluble dans l'eau, mais soluble en toutes proportions dans l'alcool et l'éthe sulfurique. Il dissout le soufre, le phosphore, l'iode, les corps gras les résines, beaucoup d'alcalis végétaux. Il est difficile à enflammer, l contact d'un corps en ignition n'y suffit pas. Il brûle avec une flamm rougeâtre et dégage une fumée noire fuligineuse avec des vapeur d'acide chlochydrique lorsqu'on en imprégne une mèche de coton e qu'on introduit celle-ci dans la flamme d'une lampe à alcool.

Chauffé au rouge, le chloroforme reproduit du chlore, de l'acid chlorhydrique et du charbon :

$$C^2\,H\,Cl^3 = C^2 + H\,Cl + Cl^2.$$

ainsi qu'un peu de benzine perchlorée. Cette réaction est utilisée dans l recherche toxicologique du chloroforme.

La vapeur du chloroforme dirigée sur du cuivre chauffé au rouge se décompose en acétylène et en chlore :

$$2\,(C^2\,H\,Cl^3) + 12\,Cu = C^4\,H^2 + 6\,Cu^2\,Cl.$$

Le chlore, sous l'influence des rayons solaires, transforme le chloroforme en perchlorure de carbone ou formène quadrichloré $C^2\,Cl^4$.

Dirigé sur de la baryte ou de la chaux chauffée au rouge naissant le chloroforme se décompose en formant un chlorure et du carbonat avec dépôt de charbon.

Le gaz ammoniac décompose le chloroforme à une température voisine du rouge, il se forme du chlorure et du cyanure d'ammonium.

La potasse caustique en solution aqueuse, même bouillante, ne donn lieu qu'à une réaction très-incomplète avec le chloroforme; tandi qu'en solution alcoolique la liqueur se prend en masse par suite de l production rapide du chlorure de potassium et du formiate de potasse

$$C^2\,H\,Cl^3 + 4\,(K\,O\,H\,O) = C^2\,H\,Ko^4 + K\,Cl + 2\,(H^2\,O^2).$$

L'acide sulfurique concentré est sans action sur le chloroforme L'acide azotique l'attaque difficilement.

Un courant d'hydrogène sulfuré, dirigé dans du chloroforme sou l'eau produit un abondant dépôt cristallin qui serait une combinaisor des deux corps.

M. Dumas l'a trouvé composé de :

Carbone	10.10
Chlore	89.06
Hydrogène	0.84

Avant de terminer l'étude du chloroforme, dont l'emploi comme anesthésique est aujourd'hui si général en France, nous devons signaler l'emploi combiné du chloroforme et de la morphine. La méthode en est due à M. Nusbaüm de Munich. Plus récemment, M. Claude Bernard a montré qu'en combinant ces deux actions il est possible d'obtenir des résultats beaucoup plus certains qu'avec le chloroforme seul, en employant une quantité beaucoup moindre de ce dernier.

Par le même procédé, MM. Labbé et Guyon sont parvenus à exécuter des opérations longues et très-graves avec des doses relativement minimes de chloroforme. Quatre opérations ont été pratiquées avec un plein succès à l'hôpital de la Pitié. L'une de ces opérations, qui avait pour objet l'ovariotomie, a pleinement réussi; et déjà MM. Labbé et Guyon croient pouvoir affirmer que l'anesthésie ainsi produite peut se prolonger pendant un temps très-long avec de faibles doses de chloroforme.

Bromoforme $C^2 H Br^3$. M. Rabuteau ayant constaté que des corps analogues au point de vue chimique présentent une grande ressemblance dans leurs effets physiologiques, a pensé que le bromoforme devait produire sur l'économie animale des effets semblables à ceux du chloroforme. De petits animaux ont pu être anesthésiés, très-rapidement, à l'aide d'une éponge imbibée de 5 à 6 gouttes de bromoforme et l'anesthésie a pu être prolongée très longtemps en continuant les inhalations.

Le bromoforme peut être considéré comme du formène dans lequel 3 équivalents d'hydrogène ont été remplacés par 3 équivalents de brome.

On l'obtient en traitant l'alcool, l'esprit de bois, ou l'acétone par le bromure de chaux ; ou encore, en distillant du brômal avec une solution de potasse. C'est un des produits de la réaction du brôme sur les citrates ou malates alcalins en dissolution.

C'est un liquide incolore, d'une odeur agréable; sa saveur sucrée rappelle celle du chloroforme. Sa densité est 2.13. Moins volatil que le chloroforme, il est à peine soluble dans l'eau; mais il se dissou bien dans l'alcool, l'esprit de bois, l'éther et les huiles essentielles Bouilli avec des solutions alcalines il se dédouble en bromure et en formiate alcalin.

Chlorure d'Ethyle, $C^4 H^5 Cl$. — M. Mialhe a proposé l'éther chlorhydrique comme anesthésique et Flourens a constaté qu'en effet l'insensibilité est produite en peu d'instants. Mais c'est principalement comm anesthésique local qu'il a été employé.

Trois procédés généraux sont appliqués à sa préparation :

1° Saturer de l'alcool concentré par du gaz chlorhydrique;

2° Distiller un mélange de parties d'alcool et d'acide sulfurique ave un poids de sel marin à peu près égal à celui du mélange ;

3° Distiller de l'alcool avec du perchlorure de phosphore.

Dans les deux premiers cas, on purifie le produit en faisant arrive la vapeur dans un flacon renfermant de l'eau à 20 ou 25°, et de là dans un autre récipient entouré de glace. On lave alors soigneusemen le produit à l'eau salée, et on le rectifie sur de la magnésie.

Dans le troisième cas, pour être purifié, le gaz doit passer à traver un tube plein de perchlorure de phosphore qui décompose la vapeu de phosphore entraînée, puis à travers un flacon plein d'eau légèrement alcaliné qui arrête l'acide chlorhydrique et les vapeurs d'oxychlorure; et enfin dans des tubes pleins de chlorure de calcium qui achèv de le dessécher.

C'est un liquide incolore, d'une odeur aromatique assez forte, d'un saveur douceâtre. Il bout à 11°. Il est très-combustible et brûle ave une flamme bordée de vert en dégageant de l'acide chlorhydrique.

S'il est exempt d'aldéhyde, la potasse aqueuse ne le brunit pas.

Tous les dérivés chlorés du chlorure d'éthyle ont été également employés comme anesthésiques. On obtient ces composés par l'action ménagée du chlore sur l'éther chlorhydrique. Cette action qui ne s'exerc pas dans l'obscurité est très-lente à la lumière diffuse. Il faut pou obtenir la série des produits de substitution que l'action commencée au soleil soit continuée à la lumière diffuse et enfin terminée au soleil. Les mono, bi, tri, quadri, et perchlorure d'éthyle ainsi obtenus ont été successivement appliqués à l'anesthésie.

Bromure d'Ethyle, $C^4 H^5 Br$. — Appliqué par M. Robin à l'anesthésie le bromure d'éthyle se forme :

1° Par l'action du brôme, de l'acide bromhydrique et du bromure de phosphore sur l'alcool ;

2° Par l'action des vapeurs du brôme sur l'éthylate de soude.

3° M. Berthelot, notre savant professeur, le prépare en chauffant l'éthylène avec l'acide bromhydrique.

C'est un liquide incolore, transparent, plus lourd que l'eau. Sa densité est 1.40. Il bout à 40° 7 à la pression 75.7. Son odeur rappelle celle de l'éther ordinaire; sa saveur sucrée est d'abord désagréable, puis brûlante; peu soluble dans l'eau, il se dissout en toutes proportions dans l'éther et l'alcool.

Au rouge, il est décomposé avec formation d'éthylène et d'acide bromhydrique.

Iodure d'étyle. C^4H^4I. — Ce produit est à peu près abandonné en France comme anesthésique.

C'est un liquide incolore, d'une odeur très forte, difficile à enflammer, il répand des vapeurs violettes quand on le verse sur des charbons, sans prendre feu.

CHAPITRE V

Composés ternaires du carbone et de l'hydrogène avec l'oxygène ou un radical.

Ether ordinaire, $C^8H^{10}O^2$. — De tous les anesthésiques de cette série et par son ancienneté, et par le prestige qu'il a conservé, l'éther ordinaire doit être considéré comme le plus important. Aussi, nous nous sommes proposé de l'étudier aussi complètement que pouvait le comporter ce travail. Le premier procédé de préparation de l'éther remonte à 1537. Cependant ce n'est qu'en 1730 qu'on lui trouve appliqué le nom d'éther qu'il conserve aujourd'hui. Il le reçut du chimiste allemand Frobenius. A partir de ce moment, sa préparation et sa constitution deviennent l'objet des recherches des plus illustres savants de l'époque. En France principalement, Geoffroy, Lémery, Vauquelin Fourcroy, Duhamel, Boullay ont rivalisé d'ardeur pour arriver à expliquer les phénomènes, causes ou précurseurs de sa formation. L'éther ordinaire peut être formé par un grand nombre de moyens :

1° En faisant réagir l'alcoolate de soude sur l'éther iodhydrique ;

2° En faisant agir la potasse ou la soude simplement dissoutes dans l'alcool sur les éthers chlorhydriques, iodhydriques, brombydriques ;

3° Par la réaction des alcalis sur certains éthers composés, même sans le concours de l'alcool ;

4° Enfin par l'action des acides minéraux sur l'alcool ordinaire, e c'est le moyen presque exclusivement employé dans l'industrie aujourd'hui.

Sans nous arrêter à l'examen des divers modes opératoires successivement mis en usage, nous donnerons immédiatement le procédé le plus succinct de la préparation de l'éther tel que le décrit M. Berthelot.

Pour préparer l'éther, on fait réagir l'acide sulfurique étendu de deux équivalents d'eau sur l'alcool ordinaire; on porte le mélange d'acide et d'eau vers 140°, température de son ébullition, et on laisse tomber l'alcool goutte à goutte de façon à maintenir la température à eu près constante. L'alcool se décompose à mesure en eau et en éther, t le tout passe à la distillation. On le recueille dans un récipient bien efroidi. L'acide sulfurique peut éthérifier des quantités considérables 'alcool; cependant, il finit par s'altérer et noircir. Ainsi obtenu, l'éther 'est pas pur, il a besoin d'être soumis à plusieurs rectifications pour tre employé dans l'anesthésie. Pour arriver à obtenir du premier coup n éther suffisamment pur pour les usages pharmaceutiques, Soubeiran onseille l'appareil dont nous allons décrire le fonctionnement. Un réervoir servant de magasin à l'alcool qui doit fournir le courant connu est installé au-dessus d'un alambic dans la cucurbite duquel se 'ouve placé le mélange éthérifiant alcool et acide sulfurique. Un therıomètre, ayant une tige assez longue pour que le 120e degré reste en ehors plongé dans cet alambic qui est mis en communication avec un éfrigérant rectificateur destiné à retenir par la condensation l'alcool ali par l'acide sulfureux, l'huile douce de vin et autres impuretés. La mpérature de ce rectificateur doit être surveillée et modérée par le assage d'un courant continu d'eau tiède. Au sortir de ce réfrigérant s vapeurs d'éther sont conduites dans un vase épurateur qui contient e la braise imprégnée de lessive des savonniers sur laquelle se fixe acide sulfureux entraîné avec divers autres produits impurs. La braise cilite la condensation sans augmentation de pression dans l'appareil. nfin la vapeur d'éther épurée arrive dans un récipient refroidi où elle e condense pour se rendre dans le réservoir.

Il est inutile de dire que toutes les jointures doivent être lutées avec plus grand soin, et qu'aucune lumière artificielle ne doit pénétrer ans l'endroit où s'exécute cette opération. Autrement l'opérateur seait exposé aux plus grands dangers ainsi que nous l'ont démontré plueurs accidents récents. L'éther obtenu à l'aide de cet appareil a besoin d'être ramené au degré légal. Mais avant de nous occuper de sa ectification, nous allons essayer de nous rendre compte de ce qui s'est assé dans la cucurbite pendant le phénomène de l'éthérification. Il y a 'ois siècles, avons-nous dit, qu'on donnait pour la première fois un rocédé de préparation de l'éther. Depuis lors, l'interprétation des hénomènes qui s'accomplissent dans cette opération a été l'objet des recherches de la science. Lémery est le premier qui, dans un cours public, après avoir donné la préparation de l'éther, ait formulé une théorie sur l'action réciproque exercée par les deux corps mis en présence. Jusqu'à lui, cette préparation était tenue secrète et comme une sorte de mystère, connu seulement d'un petit nombre d'initiés Profitant de ce fait bien connu à son époque, que l'acide vitriolique concentré saisit avec avidité l'humidité de tous les corps qui éprouvent son contact, Lemery pensait que l'acide, enlevant à l'esprit de vin toute son eau surabondante, celui-ci, par son nouveau degré de perfection, se changeait en la liqueur la plus légère que l'on connaisse, liqueur qui ne mouille pas les doigts, n'est pas miscible avec l'eau et répand dans l'air une odeur d'une suavité parfaite; c'est ainsi qu'il désignait l'éther.

Fourcroy et Vauquelin, reprenant ses idées, admirent avec lui la deshydratation de l'alcool par l'acide sulfurique. Cependant, pour eux il y avait en plus une action encore ignorée de l'acide qui déterminait, en même temps que la séparation de l'eau, la précipitation d'une certaine quantité de carbone, de l'esprit de vin en proportion plus grande que celle de l'eau. L'éther n'était plus pour eux de l'esprit de vin moins de l'eau, mais un alcool plus de l'hydrogène et de l'oxygène. Th. de Saussure, Gay-Lussac, confirmèrent ces idées de l'appui de leur autorité, quand Dabit signala dans le phénomène de l'éthérification la formation d'un acide particulier, semblable à l'acide hyposulfurique, dont il ne différait que par son état de combinaison avec une huile éthérée.

Liebig fut le premier à constater que l'acide particulier remarqué par Dabit n'était autre que l'acide sulfovinique et que la formation de cet acide était toujours antérieure à l'éthérification. Il entrevit même le rôle important joué par cet acide et admit que sa destruction fournissait l'éther et l'eau.

Cependant, M. Graham vint démolir cette théorie en chauffant de l'acide sulfovinique seul à la température où son mélange avec l'alcool engendre l'éther. N'en ayant pas obtenu, il le chauffa avec de l'eau et n'en obtint pas davantage ; mais, l'ayant soumis à la même tempéraure avec de l'alcool, et l'éther s'étant formé, il eut recours, pour expliquer le phénomène, à la théorie du contact.

Comme on le voit, les recherches avaient été laborieuses, quand parurent les savants travaux de M. Williamson. Etudiant la constitution e l'alcool, M. Williamson avait pour objet d'obtenir de nouveaux alools par substitution, en remplaçant, par l'hydrogène carboné, l'hydroène pur existant ou supposé exister, dans un alcool connu, quand il écouvrit la théorie de l'éthérification. Pour arriver à son but, il remlaçait d'abord l'hydrogène de l'alcool ordinaire soigneusement purifié ar le potassium en laissant ces deux corps en contact pendant un emps suffisant pour achever la réaction. Celle-ci terminée, il mêlait u nouveau composé une quantité d'iodure d'éthyle équivalente à celle u potassium employé. A l'aide d'une douce chaleur, l'iodure de poassium se formait et la substitution désirée se trouvait accomplie. Mais, à son grand étonnement, le composé obtenu n'avait aucune des ropriétés de l'alcool. Ce n'était rien autre chose que l'éther ordinaire. e résultat lui parut tout d'abord en contradiction avec l'une des héories émises sur la constitution de l'alcool. Car, si l'atôme de ce orps contenait réellement deux fois autant d'oxygène que celui de éther, en remplaçant son hydrogène par une quantité équivalente 'hydrogène carboné, il ne devait pas changer la proportion de l'oxyène, et le nouveau corps devait en renfermer deux fois plus que éther. C'était le contraire qui arrivait puisque le nouveau corps 'était autre que l'éther lui-même.

Se rappelant alors et l'analogie qui existe entre les radicaux simples t les radicaux composés, et la facilité avec laquelle ils se substituent s uns aux autres, il conçut rapidement toute la théorie de l'éthérificaon. L'acide sulfurique mis en présence d'une première molécule d'alool échange une molécule d'hydrogène contre de l'éthyle et forme ainsi e l'acide sulfovinique. Puis, une seconde molécule d'alcool, en agissant ur l'acide sulfovinique, s'empare de l'éthyle, substitue de l'hydrogène sa place et produit de l'éther en régénérant de l'acide sulfurique.

$$C^4H^6O^2 + 2(S\,O^3HO) = C^4H^5O,\ HO,\ 2(SO^3) + H^2O^2.$$

$$C^4H^5OHO + 2SO^3 + C^4H^6O^2 = 2\,(C^4H^5O) + 2\,(SO^3HO.$$

Partant de cette théorie, il prit de l'iodure de méthyle, le fit agir su l'alcoolate de soude et obtint l'éther méthylethylique. En chauffant ensemble de l'alcool et de l'acide amysulfurique en proportions équivalentes, il obtint l'éther étylamylique. Dès lors, sa théorie se trouvai confirmée, et jusqu'à présent elle a été conservée comme la théori classique de l'éthérification. Nous avons vu que l'éther sortant de l'appareil de Soubeiran avec des conditions convenables de préparatio avait besoin d'être ramené au titre légal. Jusqu'en 1864, on n'apportait pas une exactitude bien rigoureuse à l'essai éthérométrique. On s contentait d'une appréciation approximative faite avec divers instruments, tels que le pèse-esprits, de Baumé, le pèse-liqueurs, de Cartier, qui, souvent, ne portaient même pas la base de leur gradation et donnaient des résultats tels qu'avec le même éther pris dans des conditions identiques, on pouvait arriver, comme l'a constaté M. Adrian, suivant qu'on se servait de l'instrument de Baumé ou de celui de Cartier, à une différence de cinq ou même sept divisions. De plus, on n tenait nul compte de la température à laquelle on opérait, ce qui, vu la grande dilatabilité de l'éther, devient d'une importance capitale, puisque, pour des variations même faibles, la densité est gravement influencée. Mais, étant donné un densimètre gradué pour une certaine température, 15° par exemple, comme celui de Gay-Lussac, suffira-t-i pour constater la pureté d'un éther, d'une seule opération à la mêm température ? Non, évidemment, répond M. Adrian, car une semblabl opération n'aura de signification réelle que dans le cas où un éthe aura son point d'affleurement sur le densimètre à la température choisi à un point convenu, conformément à la notion que l'on possède sur l densité de l'éther pur dans ces conditions, et c'est un cas extrêmemen rare.

En effet, continue ce savant chimiste, la densité de l'éther dépend d trois éléments, éther, alcool et eau. Or, dans deux éthers ayant exactement le même titre, la quantité d'alcool varie avec celle de l'eau.

Il faut donc, pour connaître la constitution d'un éther prendre s densité tel qu'il est présenté, lui enlever toute l'eau qu'il est susceptible d'abandonner et déterminer ensuite par une nouvelle opération, a densité du mélange éther et alcool restant. Il devient facile d'établir alors, par comparaison, sa constitution réelle.

Remarquons en passant que l'éther pur exerce sur l'eau une action dissolvante très faible, tandis qu'il dissout l'alcool absolu en toutes proportions. Il semblerait, dès lors, que l'éther doit contenir très peu d'eau, mais il faut observer qu'à son tour l'alcool absolu dissout l'eau n toute proportion, ce qui explique la présence de ce dernier liquide dans l'éther.

Il s'agit donc de déterminer le meilleur agent de déshydratation d'une solution éthérée, et en second lieu de constater dans quelles limites s'exerce son action. Le meilleur sera évidemment celui qui, doué d'une affinité considérable pour l'eau, sera incapable, soit d'altérer, soit de fixer l'alcool ou l'éther. Successivement essayés. La chaux desséchée, l'acétate de potasse, le sulfate de potasse, le sulfate de soude effleuri, le chlorure de calcium fondu, la plupart des sels desséchés ont présenté de graves inconvénients. Seul le carbonate de potasse bien desséché au rouge sombre, introduit dans ces liquides, s'agglomère graduellement au contact de l'eau et se dépose avec facilité en ramenant son titre identique, soit l'alcool hydraté, soit un mélange d'éther et d'alcool hydraté. Dans un mélange d'éther et d'eau on peut, avec le carbonate de potasse, débarrasser à peu près complétement l'éther de l'eau. Dans le cas de l'alcool l'action du carbonate de potasse se borne à le ramener à 95°. Mais si on a affaire à un triple mélange d'éther, d'alcool et d'eau ; surtout si, c'est le cas, la quantité d'alcool est beaucoup plus faible que celle de l'éther, on peut arriver par le carbonate de potasse à ramener l'éther à 98°, mais là s'arrête son action. Aussi les expériences de MM. Regnault et Adrian ont-elles eu pour base un mélange pris à la température de 15°. Ils ont alors institué un tableau dans lequel ayant pris successivement de l'éther pur, puis un mélange d'éther pur et d'alcool à 95°, depuis 1 0/0 jusqu'à 38 0/0, ils ont déterminé à l'aide d'un densimètre la densité du mélange à 15°; puis la même densité à la même température avec addition d'eau depuis 0,20 jusqu'à 4 0/0, en augmentant chaque fois de 0,20. Avec deux expériences densimétriques, avant et après l'action du carbonate de potasse, on arrive par ce procédé, en se reportant au tableau publié pa eux à faire une véritable analyse chimique, c'est-à-dire à déterminer l quantité exacte d'éther pur d'alcool et d'eau contenue dans un tel mé lange. Aujourd'hui que la préparation de l'éther est à peu près complé tement sortie du domaine des opérations pharmaceutiques, nous croyon utile d'examiner rapidement la nature des divers éthers commerciaux

Mis en présence, même en proportions convenables et à une tempé rature déterminée, l'alcool et l'acide sulfurique fournissent des composé de nature variable pendant les périodes successives de l'opération.

Au début, on recueille un mélange d'éther et d'alcool peu hydraté plus tard, la proportion d'eau augmente; puis, si la température devier excessive, il se dégage de l'acide sulfureux et un liquide complex constitué essentiellement par du sulfate d'éthyle et divers carbure d'hydrogène. Comme il est presque impossible d'éviter complétemen pendant la durée de l'opération, la formation de quelques-uns de ce composés; nous allons examiner les divers moyens mis en usage, so pour constater leur présence, soit pour les éliminer.

Le papier bleu de tournesol, préalablement humecté, indique aisé ment si le produit est acide ou neutre. Dans le cas où la réaction sera acide, il importe, surtout pour l'objet qui nous occupe, de neutralise absolument la liqueur.

On arrive à un excellent résultat en le mélangeant à une solution d soude ou de potasse. Les deux liquides sont maintenus en contact pen dant 48 heures environ, on a soin de les agiter souvent et ave vigueur. La solution alcaline doit avoir une densité de 1,320 à 1 60 grammes de cette solution suffisent pour un litre d'éther. On dé cante alors l'éther avec un siphon et on le distille dans le bain-mari d'un alambic chauffé à l'eau ou à la vapeur. Le plus souvent, une se conde rectification identique à celle-ci suffit pour débarrasser compl tement l'éther de toute réaction acide.

Quant aux produits hydrocarburés volatils, ils persistent après cet opération. Leur odeur plus ou moins développée, mais jamais agréa ble, est un caractère suffisant pour révéler leur présence. M. Guibour le premier, a conseillé, pour priver les éthers de ces composés nuisi les, de placer dans le bain-marie, après que l'éther a été décanté de on mélange avec la soude dans l'opération précédente, 60 grammes our 1,000 d'huile d'œillette.

Ce procédé réussit toujours partiellement, mais quelquefois pas 'une façon suffisante, car il est des éthers qui, après ce traitement, issent encore, après évaporation, une odeur infecte très intense. n doit alors doubler la dose et interposer entre la cucurbite et le chapiteau de l'alambic une sorte de bain-marie percé de trous à son fond remplie de braise humectée avec de la lessive des savonniers. Les apeurs d'éther sont obligées de traverser cette couche absorbante avant e se condenser dans le système réfrigérant. Ainsi rectifié, l'éther est arfaitement neutre et privé de toute matière infecte ; et, en adoptant our cette opération certains détails relatifs au mode de condensation et e fractionnement des produits prescrits par MM. Soubeiran et Guiourt, on change à peine le titre de l'éther.

L'éther pur est un liquide incolore, très réfringent, limpide et d'une ande mobilité; sa vapeur est brûlante et fraîche. Il est parfaitement eutre à 0°, sa densité est 0,736. Il bout à 35°, refroidi à 31 il cristllise en lames blanches et brillantes, grâce à sa grande volatilité il roduit un froid considérable en s'évaporant.

L'éther, surtout sa vapeur, est extrêmement inflammable, et on ne urait trop recommander de le manier avec les plus grandes précauons; témoin encore aujourd'hui le terrible accident arrivé aux envions de Paris. Sa vapeur, mélangée à l'air, produit un mélange détonant, tel point qu'à notre réveil, occasionné par le bruit de l'accident, nous vons cru nous-même à un violent orage.

L'eau en dissout 1/9 de son poids. L'alcool s'y mélange en toutes roportions. Son pouvoir dissolvant s'exerce sur une foule de subsnces.

La chaleur commence à décomposer l'éther vers 250°. L'action de oxygène nous intéresse spécialement. Si on enflamme un mélange e vapeur d'éther avec de l'oxygène, il y a production d'eau et d'acide arbonique avec violente explosion.

A froid, l'oxygène produit lentement de l'aldéhyde, de l'éther acé-

8

tique, puis de l'acide acétique. Ayant subi un commencement d'ox dation, l'éther jouit d'une façon très-marquée de la propriété de ser d'intermédiaire à certaines oxydations. Cette circonstance et la pr sence de l'acide acétique rendent incommode et même dangereux da les applications médicales, l'éther qui a subi un commencement d'al ration. Le chlore l'attaque avec violence et engendre une série de pr duits de substitution.

L'action des métaux et des alcalis n'offre pour nous aucun intér Les acides ont également sur lui une action très marquée.

Aldéhyde, $C^4 H^4 O^2$. — L'aldéhyde a été proposée comme anesthésic par M. Poggiale et de nombreuses expériences sont venues confirmer prévisions de l'illustre savant. Cependant, les recherches postérieu du professeur Simpson ayant mis ce produit bien au-dessous de ses vanciers, l'éther et le chloroforme, son usage n'a jamais eu bien gra retentissement. Découverte en 1721 par Debereiner, l'aldéhyde étudiée et analysée par Liebig. L'aldéhyde ordinaire qui employée par M. Poggiale se forme dans un bien grand nom de cas, soit par déshydrogénation de l'alcool ordinaire, soit par ox dation de l'éthylène, soit enfin par désoxygénation de l'acide acétiq

On la prépare généralement au moyen de l'alcool, du bi-chromate potasse et de l'acide sulfurique étendu Le liquide recueilli est mê deux fois, son volume d'éther et saturé de gaz ammoniac sec. cristaux d'aldéhydate d'ammoniaque sont décomposés par l'acide s furique et l'on distille à une température de 25 à 30°. Les vape d'aldéhyde se condensent dans un ballon fortement refoidi ap s'être déshydratées en passant sur du chlorure de calcium sec.

L'aldéhyde est un liquide incolore, mobile, d'une odeur pénétran elle bout à 20° et sous la pression 0.76. Elle se mêle en toutes prop tions avec l'eau, l'alcool et l'éther. Elle brûle facilement avec flamme pâle. Elle s'altère à l'air en s'oxydant et se transforme acide acétique, ce qui rend sa conservation et par suite son emp difficiles.

La propriété qu'elle possède de se combiner avec les bi-sulfa

:alins rend sa purification facile en permettant de la séparer des car-
ıres d'hydrogène et de l'alcool auxquels elle peut être mélangée.

Acétone, $C^6 H^6 O^2$. — L'acétone a été également appliquée à l'anes-
ésie, mais aucun succès remarquable ne nous autorise à l'étudier
ıne façon particulière, ses effets ayant été à peine constatés.

Ether nitreux, $C^4 H^5O, Az O^3$. — Flourens et Chambert ont vanté ses
opriétés anesthésiques. Son action est rapide et paraît porter spécia-
nent sur la moelle allongée. D'après Chambert, cinquante ou soixante
uttes de ce liquide suffisent pour produire l'anesthésie ; mais elle
t précédée d'un grand bruit de tête, de céphalalgie et d'éblouissements.
. période d'excitation est nettement accusée, l'insensibilité paraît
cile à se produire et disparaît promptement. Les vomissements sont
équents. C'est un liquide jaunâtre, d'une odeur agréable de pommes
reinette, fort peu soluble dans l'eau, cet éther se mêle en toutes pro-
rtions à l'alcool. Il bout à 18°.

La présence de l'eau dans ce liquide constitue une impureté dange-
sse en ce sens qu'elle détermine sa décomposition à la longue en
nnant naissance à l'acide nitrique. Très-inflammable, l'éther nitrique
ûle avec une flamme blanche. En s'évaporant à l'air, il produit un
oid tellement considérable, que lorsqu'on le verse sur un volume
eau égal au sien et qu'on souffle légèrement à sa surface, l'eau se
ngèle.

Alcool, $C^4H^6O^2$. — Refroidi à —5°, l'alcool a été aussi employé comme
esthésique local. Le froid en arrêtant la circulation détermine tou-
urs un engourdissement douloureux des plus pénibles, puis la con-
lation des parties et leur mortification. Il en est tout autrement de
lcool refroidi à —5° d'après le Dr Horvath de Kieff. Non-seulement il ne
oduit pas l'effet douloureux de la réfrigération, mais il calme la dou-
ur sans détruire la sensibilité tactile.

CHAPITRE VI

Anesthésiques constitués par les combinaisons du carbone, de l'hydrogène et de l'oxygène avec le chlore, le brôme ou l'iode.

Chloral, $C^4HCl^3O^2$. — Le chloral, appelé aussi chloraldéhyde ou hydrure de trichloracétyle, a été découvert en 1832 par M. Liebig. Sa composition chimique fut établie en 1834 par Dumas, qui en même temps indiqua un procédé nouveau pour sa préparation. Il a été étudié par un grand nombre de savants, parmi lesquels nous citerons : MM. Regnault, Kekulé, Kopp, Wurtz, Personne et Byasson.

Le chloral se forme :

1° Par l'action du chlore sur l'alcool, c'est un des produits ultimes de la réaction.

2° Par l'action du chlore sur certains corps capables de se saccharifier tels que, amidon, sucre, etc.

3° L'acide lactique distillé, avec un mélange d'acide chlorhydrique et de bioxyde de manganèse fournit également du chloral.

Le procédé de préparation du chloral indiqué par M. Dumas étant le plus employé, nous essayerons de le décrire. Ce procédé consiste à soumettre l'alcool absolu à l'action du chlore sec. Pour traiter un kilogramme d'alcool absolu il faut au moins 1,200 litres de chlore. On prépare le chlore au moyen du peroxyde de manganèse, du sel marin et de l'acide sulfurique. Le ballon qui sert à le produire doit avoir de 15 à 20 litres de capacité, de manière à pouvoir recevoir de suite les matières nécessaires à la production de la totalité du chlore.

Le chlore gazeux doit traverser une série de flacons de Woulf; le premier flacon vide le refroidit et lui permet de déposer son humidité, deux autres contiennent du chlorure de calcium desséché qui achève de fixer l'humidité, le dernier flacon vide et sec est destiné à recevoir l'alcool si l'absorption venait à se produire dans l'opération.

Enfin, le chlore arrive dans un ballon qui contient l'alcool et se dégage au fond de celui-ci. Ce ballon porte un tube qui dirige les vapeurs d'acide chlorhydrique dans une bonne cheminée.

On excite vivement le courant de chlore qui d'abord est totalement converti en acide chlorhydrique. Puis la conversion se ralentit et l'alcool se colore en jaune. On met alors quelques charbons au-dessous du ballon, et bientôt la couleur disparaît. On doit, à ce moment, tenir l'alcool tiède et élever de plus en plus la température en continuant un courant de chlore rapide jusqu'à ce que le liquide, presque bouillant n'agisse plus sur le chlore qui le traverse.

Mêlée avec deux ou trois fois son volume d'acide sulfurique, la liqueur restante est immédiatement distillée avec précaution. Dès la première impression du feu le chloral se rassemble à la surface de l'acide, sous la forme d'une huile limpide, très fluide, qui se volatilise rapidement. On arrête l'opération un peu avant que la couche huileuse ait entièrement disparu.

Le produit volatil obtenu est mis dans un ballon avec un thermomètre. On le fait bouillir jusqu'à ce que son point d'ébullition s'élève à 94 ou 95°, point auquel il se fixe.

La liqueur restante doit être redistillée avec l'acide sulfurique concentré puis de nouveau soumise à l'ébullition.

Enfin, on introduit le produit dans une cornue, où l'on a mis un peu de chaux éteinte, puis récemment calcinée, au rouge, pour lui faire perdre toute son eau d'hydratation. On distille au bain d'eau saturée de sel marin et l'on a du chloral pur ou à bien peu de chose près.

Hydrate de chloral. $C^4HCl^3O^2 2HO$. — En mêlant le chloral anhydre avec son volume d'eau on a le chloral hydraté. La dissolution se fait avec chaleur, et la liqueur, évaporée dans le vide, fournit une belle cristallisation de chloral hydraté.

Pour obtenir ce corps plus rapidement et avec moins de perte, M. Roussin avait conseillé de supprimer la préparation intermédiaire du chloral anhydre, et de purifier l'hydrate de chloral par une expression énergique terminée par une distillation. M. Personne a démontré que, par le procédé de M. Roussin, on obtenait, non pas de l'hydrate, mais de l'alcoolate de chloral.

MM. Follet et Byasson ont également modifié le procédé de Dumas en employant, non plus de l'alcool anhydre, mais de l'alcool à 95°. Ils ont pris des conditions de température différentes pour l'action du chlore, puis ils ont modifié la séparation des produits nombreux par rectification.

M. Detseny a également apporté quelques modifications au procédé que nous avons indiqué pour préparer en grand l'hydrate de chloral mais ces modifications ne paraissent par jouir d'un avantage bien considérable.

Enfin, il existe à Berlin une fabrique qui produit chaque jour environ 500 livres de chloral. Dans cette fabrique, après que l'alcool a subi l'action du chlore, on introduit le liquide dans un alambic de cuivre doublé de plomb, avec son poids d'acide sulfurique à 66°, et on le chauffe doucement jusqu'à l'ébullition à l'aide du feu de bois. Il se dégage de l'acide chlorhydrique dans une assez grande proportion et peu à peu des vapeurs de chloral, qui se condensent dans un réfrigérant. La distillation est continuée tant qu'il se dégage des vapeurs chlorhydriques. Cette opération détruit en même temps l'alcoolate de chloral. Le thermomètre marque 95 ou 96° au commencement de l'opération; quand la température s'est élevée à 100°, tout le chloral est passé.

On neutralise l'acide chlorhydrique qu'il retient encore avec de la craie lavée et on le distille de nouveau. On introduit alors le chloral dans un ballon de verre où, pour chaque 4 livres de chloral, il reçoit 81 gr. 16 d'eau distillée; on agite le mélange vivement et longtemps. Puis, selon les besoins, on le verse dans des vases de grès remplis de chloroforme au tiers de leur hauteur, pour le faire cristalliser; ou bien on le coule dans des vases de porcelaine plats, où il se solidifie en plaques très-recherchées par les Américains. La cristallisation au moyen du chloroforme exige au moins huit ou dix jours. On débarrasse les cristaux de leurs eaux-mères au moyen d'un appareil à force centrifuge, puis on les dessèche dans une étuve chauffée par la vapeur.

Les eaux-mères servent à une nouvelle cristallisation de la même façon que le choroforme.

Nous avons vu que le chloral se prépare par l'action du chlore sur l'alcool absolu. Que se passe-t-il dans cette réaction? Une première action du chlore sur l'alcool donne naissance à l'aldehyde et à l'acide chlorhydrique.

$$C^4 H^6 O^2 + 2Cl = C^4 H^4 O^2 + 2(HCl).$$

Puis le chloral, continuant son action, transforme l'aldehyde en chloral avec un nouveau dégagement d'acide chlorhydrique.

$$C^4 H^4 O^2 + 6Cl = C^4 H Cl^3 O^2 + 3(H Cl)$$

Mais entre ces deux phases extrêmes de la réaction, de nombreuses transformations se sont opérées.

D'un côté, une partie de l'hydracide s'est unie avec l'aldehyde, une autre partie avec l'excès d'alcool pour former de l'éther chlorhydrique. De plus, l'aldehyde a contracté combinaison : avec l'alcool pour former l'acétal, et avec l'éther chlorhydrique pour donner naissance à un composé nouveau.

En même temps, les éléments de l'eau, mis à nu par la production de l'éther chlorhydrique, sont intervenus pour oxyder une partie de l'alcool avec formation d'acide acétique et de divers autres produits qui résultent aussi de l'action du chlore humide, pendant que l'action du chlore, se poursuivant sur chacun de ces composés, a fourni des dérivés par substitution.

En face d'un mélange aussi complexe, il est facile de se rendre compte du soin qui doit être apporté à la purification de ce produit, surtout si l'on réfléchit aux dangers que peut faire courir l'emploi d'un chloral incomplètement purifié.

En le traitant par l'acide sulfurique, on constate tout d'abord que la masse noircit; ce phénomène est dû à la combustion des divers produits gazeux, dont nous avons expliqué la formation; de plus, cet acide a pour effet de séparer l'alcool qui aurait échappé à l'action du chlore.

Cet alcool, ou il le retient, ou il le transforme en éther sulfurique; en outre, il s'empare de l'eau qui accompagnait le chloral brut. En faisant bouillir le chloral traité par l'acide sulfurique, on en sépare de l'acide chlorhydrique, ou de l'éther sulfurique, ou même à la rigueur de l'alcool, s'il en restait. Enfin, en le rectifiant sur de la chaux vive, on s'empare de l'acide chlorhydrique restant; et, pourvu que la température soit ménagée, le chloral hydraté reste dans la cornue, car son point d'ébullition est plus élevé que celui du chloral anhydre.

Il faut éviter l'emploi d'un excès de chaux; car, dès que la matière est presque entièrement volatilisée et que la chaux se trouve en présence du chloral, il s'établit une réaction des plus vives. La chaux devient incandescente, et tout le chloral se trouve réduit, et remplacé par une huile jaunâtre qui se volatilise. Il se fait du chlorure de calcium et une matière brune qui reste avec lui dans la cornue.

M. Personne conseille de traiter l'hydrate obtenu plutôt par la craie que par la chaux vive.

On reconnaîtra que l'hydrate de chloral est suffisamment pur pour qu'on en puisse faire usage sans crainte, quand il présentera les caractères suivants :

Blanc de neige, onctueux et gras au toucher, fondant facilement entre les doigts et dégageant une odeur aromatique n'ayant rien de celle du chlore, de l'aldehyde ou des huiles empyreumatiques.

Facilement soluble dans l'eau distillée, en solution il ne précipitera pas par le nitrate d'argent.

Traité par l'acide sulfurique, il ne doit pas noircir au-dessus de 120° et fondra entre 45 et 46° pour distiller vers 96°5 sans laisser de résidu.

Ainsi qu'il est facile de s'en convaincre par les lignes qui précèdent, le chloral existe à l'état anhydre et à l'état hydraté. Ce dernier est à beaucoup près le plus employé dans la pratique médicale. Cependant, nous ne croyons pas inutile d'indiquer ici les principaux caractères du chloral anhydre.

C'est un liquide, très-fluide, incolore, gras au toucher, d'une saveur âcre et piquante, d'une odeur vive qui provoque la toux et le larmoiement. Il bout et distille sans altération vers 95°. Sa densité est de 1.51 à 0°. Celle de sa vapeur de 5.13.

Ses propriétés dissolvantes, très-developpées à froid, sont encore exaltées par la chaleur. Le phosphore, le soufre, le brôme, l'iode sont facilement solubles dans le composé. Il est lui-même soluble dans l'alcool et dans l'éther.

L'acide nitrique fumant le convertit, d'après Kolbe, en acide trichloracétique ; Kekulé ajoute que par une longue ébullition des corps en présence, il y a formation de chloropicrine et d'acide formique.

Mis au contact d'une solution d'alcoolate de soude, il se dédouble en chloroforme et éther formique.

Avec les alcalis, même faibles, en présence de l'eau il se dédouble en chloroforme et en formiate alcalin; cette réaction est précédée de l'hydratation préalable du chloral anhydre.

Très-avide d'eau, il s'y combine en produisant une forte élévation de température pour former un hydrate solide par la fixation de deux équivalents d'eau.

Suivant Liebig il se résinifie en présence du potassium, dégage de l'hydrogène et donne du chlorure de potassium et de la potasse.

Les oxydes métalliques anhydres n'ont pas d'action sur le chloral. On peut le distiller sur de l'oxyde de cuivre, de magnésie ou de mercure, sans qu'il éprouve la moindre altération. Il se comporte de même avec les alcalis anhydres pourvu qu'il soit en excès; car, chauffés seulement jusqu'à la température de l'eau bouillante dans la vapeur du chloral, ces oxydes se décomposent instantanément en devenant eux-mêmes incandescents. Il se dégage de l'oxyde de carbone et il se forme un chlorure métallique imprégné d'un charbon léger C'est pour cela qu'il y a de grandes précautions à prendre dans la rectification du chloral à l'aide d'un alcali.

Quand le chloral n'est pas parfaitement pur et qu'il contient un peu d'eau, il devient trouble après quelques jours et laisse déposer un corps blanc qu'on appelle chloral insoluble. Ce corps se forme plus facilement quand on abandonne le chloral à lui-même sur l'acide sulfurique du commerce.

L'hydrate de chloral a pour formule C^4 H $Cl^3 O^2$, 2 H O. Il se présente sous l'aspect solide blanc cristallisé, onctueux au toucher, il possède une odeur vive et pénétrante. Sa saveur est âcre et persistante.

Il est très-soluble dans l'eau, l'alcool, la glycérine, l'éther et le chloroforme. Il fond vers 46° et bout à 97°. Sa densité est 1.57

Dans le commerce, on le trouve en plaques opaques, très-blanc quand il est pur, ayant un aspect saccharoïde dû à l'enchevêtrement d'une foule de petits cristaux soyeux. Enfermé dans un bocal, il se volatilise comme du camphre. Sa composition centésimale est exprimée ainsi :

Chloral anhydre 89.124. Eau 10.876.

L'acide sulfurique concentré en agissant sur l'hydrate de chloral reforme le chloral anhydre et donne naissance à la chloralide.

Il n'éprouve pas comme le chloral anhydre de modifications isomériques qui le rende insoluble dans l'eau.

Sous l'influence des alcalis et des carbonates alcalins, il se dédouble en chloroforme et en formiate alcalin. Avec les bicarbonates alcalins la réaction est moins vive et demande un certain temps pour se produire; elle est favorisée par l'élévation de la température.

Si l'on agite de l'hydrate de chloral avec de l'essence de menthe, le mélange devient rosé, puis peu à peu d'un rouge cerise foncé. L'ébullition ne détruit pas cette coloration, l'acide sulfurique la rend très-intense; le chloroforme lui communique une teinte violette foncée. Les autres essences oxygénées ou carbonées ne produisent pas cette réaction dont la cause est encore inconnue je crois.

L'hydrate de chloral en dissolution dans l'eau n'a aucune réaction acide ; en y versant du nitrate d'argent on ne doit observer aucun précipité.

A une basse température, l'hydrate de chloral convenablement purifié, ne doit pas donner de fumées blanches avec l'ammoniaque; cependant si la température est un peu élevée et si on plonge une baguette imprégnée d'ammoniaque dans l'atmosphère d'un flacon incomplètement rempli d'hydrate de chloral pur et sec, on peut voir se produire de légères fumées blanches dues à la formation de chlorhydrate d'ammoniaque.

On détermine la richesse du chloral en traitant ce produit par la potasse et en dosant le chloroforme produit. M. Mueller conseille d'introduire à cet effet 25 grammes d'hydrate de chloral dans un tube de verre divisé en dixièmes de centimètres cubes, puis on y ajoute en refroidissant une quantité de potasse un peu plus élevée que la quantité théoriquement nécessaire; on agite le tube doucement d'abord, puis vivement. Après quelques heures, le chloroforme se sépare et on reconnaît le volume en lisant le nombre de divisions du tube gradué. L'hydrate de chloral doit fournir théoriquement 72,1 pour 100° de chloroforme.

Nous avons vu que lorsque le chloral anhydre n'est pas parfaitement pur et qu'il contient un peu d'eau, il devient trouble après quelques jours et laisse déposer un corps insoluble appelé chloral insoluble ou métachloral. Ce corps est facilement séparé du chloral, au sein duquel il se trouve emprisonné par l'action de l'eau qui dissout complètement ce dernier.

Il se présente sous la forme d'une poudre blanche, volatile à l'air, d'odeur légèrement éthérée, insoluble dans l'eau, l'alcool et l'éther.

D'après M. Personne, le métachloral jouit sensiblement des mêmes propriétés que l'hydrate, mais son action lui a paru plus lente et plus énergique.

M. Regnault a observé que, sous l'influence de la chaleur, le métachlorure régénère le chloral liquide.

Dernièrement, M. le docteur Byasson, en soumettant le chloral anhydre à un courant d'hydrogène sulfuré sec à la température ordinaire, vient de signaler à l'attention des expérimentateurs un nouveau composé de ce liquide, qu'il désigne sous le nom de sulfhydrate de chloral. Il le purifie par distillation d'abord, puis par une cristallisation dans l'éther ou l'alcool anhydre.

C'est un composé cristallin, blanc, d'une odeur très agréable, d'une saveur spéciale qui rappelle celle du chloral hydrate. Il fond vers 77 et bout à 123° sous la pression 0.7385.

Volatil comme le camphre, il noircit à une grande distance, par l'action de ses vapeurs, les papiers humides imprégnés d'un sel soluble de plomb. Il est soluble dans l'alcool, l'éther et le chloroforme. En présence de l'eau il se décompose. Sous l'influence des alcalis hydratés ou de l'ammoniaque en dissolution dans l'eau, la réaction à froid est rapide; le liquide se colore en brun jaunâtre, du chloroforme se dépose. Soumis à l'action de l'acide nitrique concentré, le sulfhydrate de chloral s'oxyde rapidement, le dégagement des vapeurs vitreuses est intense et la réaction s'opère sur de petites quantités à la fois.

L'acide sulfurique concentré n'a pas d'action marquée à froid ; à chaud, il y a production de chloral anhydre, dégagement d'hydrogène sulfuré et d'acide sulfureux, avec dépôt de soufre.

Sa formule peut s'exprimer $C^4HCl^3O^2 2$ (HS). Quant au croton chloral, c'est un agent encore à l'étude aujourd'hui. Sa découverte, qui remonte à 1871, est due à M. Oscar Liebreich. Il paraîtrait avoir une action anesthésique spéciale sur la cinquième paire crânienne et fait perdre à toutes les parties de la face où elle se distribue leur sensibilité. Les autres parties du corps ne sont pas anesthésiées.

Bromal, $C^4HBr^3O^2$. — Ce corps, appelé aussi hydrate d'acétyle tribromé, ressemble au chloral dont il présente les propriétés physiques et organoleptiques.

Il se présente comme le chloral à l'état anhydre et à l'état d'hydrate. On le prépare en traitant l'éther par le brôme ou en amenant le brôme en vapeurs dans une quantité relativement faible d'alcool ; mais, le meilleur procédé de préparation, connu jusqu'à présent, consiste à verser trois ou quatre parties de brôme dans une partie d'alcool absolu, refroidi. Après quinze jours de contact, on concentre par distillation le mélange que laisse dégager le brôme en excès ainsi que les produits plus volatiles que le brômal. Ce dernier passe entre 165 et 180° avec un produit huileux insoluble dans l'eau.

Le brômal anhydre est un corps huileux, incolore, d'odeur vive, et de saveur brûlante. Il est soluble dans l'eau, l'alcool et l'éther. Sa densité est 3,34, il bout au-dessous de 100° degrés et peut se distiller sans décomposition. Les alcalis le décomposent en brômoforme et en formiate. L'acide sulfurique, nitrique, le chlore, sont sans action sur lui. Le brômal dissout le phosphore et le soufre ; il se mêle aisément au brôme, à l'alcool, à l'éther.

Par son mélange avec l'alcool absolu, il s'échauffe et donne l'alcoolate de brômal $C^4 HB^3 O^2, C^4 H^6 O^2$ qui cristallise en grosses aiguilles fusibles à 44°.

Additionné d'eau, ce produit forme l'hydrate de brômal que l'on purifie comme l'hydrate de chloral.

Il se présente sous la forme de cristaux très-solubles dans l'eau; on les obtient comme l'hydrate de chloral. Ils fondent à la chaleur de la main et l'acide sulfurique les déshydrate. Il fond à 53°5 et se dédouble par la distillation en eau et en brômal.

L'iodal a été également l'objet de quelques applications de la part de M. Rabuteau; mais jusqu'à présent ses expériences n'ont pas encore été confirmées.

Vu : bon à imprimer :

Le Directeur de l'École de pharmacie,

CHATIN.

Vu et permis d'imprimer :

Le Vice-Recteur de l'Académie de Paris,

A. MOURIER.

INDEX BIBLIOGRAPHIQUE

ADRIAN — Journal de pharmacie, XLV.
BERTHELOT. — — XL.
BLANCHE. — Recherches expérimentales sur le protoxyde d'azote.
BLONDEAU. Journal de pharmacie, XXVIII et XXIX.
BOUDET. — — XII.
BOUISSON. — — XIII.
DAVY. — Researches on the gazeous protoxyd of azote.
DECHAMBRE. — Dictionnaire encyclopédique des sciences médicales, **IV** et **VI.**
DESPREZ. — Journal de pharmacie, XV.
DOYÈRE. — Gazette médicale, 1841.
DUMAS. Journal de pharmacie, XIV.
DUROY. — — XXXI.
FABRE. — Comptes rendus de l'Académie des sciences, 1856.
FOURCROY. — Annales de chimie, XXIII.
FOLLIN. — Étude historique sur l'anesthésie locale, 1856.
GUTHRIE. — Journal de pharmacie, XXXVI.
HECKEL. — Histoire médicale et pharmaceutique des principaux agents médic menteux.
JACKSON. Comptes rendus de l'Académie des sciences, 1847.
LABBÉE. — Journal de thérapeutique, 1847.
LISSONDE. — Du chloral hydraté.
LIEBREICH. — L'hydrate de chloral.
MALAGUTTI. — Journal de pharmacie, IX.
PEREIRA. — Elements of material medical, 1842.
MILLET. — Thèse de Strasbourg, 1868.
PERRIN. — Journal de pharmacie, XXXVIII.
PRÉTERRE. — Le protoxyde d'azote.
ORÉ. — Des injections intra-veineuses de chloral.
RÉVEIL — Annuaire pharmaceutique, 1868, 1869, 1870, 1873.
RICHARDSON. — Pharmaceutical journal, 1867.
ROBIN. — Comptes rendus de l'Académie des sciences, XXXII.
SÉDILLOT. — De l'insensibilité produite par le chloroforme et par l'éther.
SERULLAS, — Journal de pharmacie, XXXIX.
SIMPSON. — Bulletin de thérapeutique, 1849.
SNOW. — Journal de pharmacie, XXXII.
WILLIAMSON. — XL.
WURTZ. — Dictionnaire de chimie pure et appliquée.

TABLE DES MATIÈRES

Paris. — Typographie de Ch. Maréchal, cour et passage des Petites-Écuries, 16.

www.ingramcontent.com/pod-product-compliance
Ingram Content Group UK Ltd.
Pitfield, Milton Keynes, MK11 3LW, UK
UKHW012249240726
13966UKWH00004B/1354

9 782011 775757